W0198275

rüffer & rub

Sachbücher zu Fragen,
die Antworten verdienen

Stillen ohne Zwang

Sibylle Lüpold

rüffer & rub

Verlag und Autorin danken für die Unterstützung:
medela

Erste Auflage: 2013

info@ruefferundrub.ch | www.ruefferundrub.ch

Foto Umschlag: © plainpicture/Jana Kay
Foto Autorin: Daniel Ackermann

Druck und Bindung: CPI – Ebner & Spiegel, Ulm
Papier: 80 g/m^2 Werkdruck holzfrei, bläulichweiß, 1,75-faches Volumen
ISBN 978-3-907625-59-0

Inhalt

Vorwort

Weltweit können wir seit dem Ende des letzten Jahrhunderts einen erfreulichen Wandel der Einstellung zur Muttermilchernährung und dem Stillen erleben. Insbesondere durch die Initiative der WHO und UNICEF, dem »Babyfreundlichen Krankenhaus«, konnte verloren gegangenes Wissen wieder vermittelt und die Startbedingungen für die Stillzeit verbessert werden. Jeder, der sich für das Stillen und die Muttermilchernährung engagiert, weiß jedoch, dass sich Mütter und Väter dadurch auch unter Druck gesetzt fühlen können. Begrifflichkeiten wie »Stillideologie« oder »Stillfanatiker« gehören leider zum modernen Alltag.

Ich bin Sibylle Lüpold sehr dankbar, dass sie sich mit ihrem Buch diesem heiklen Thema genähert hat und in wissenschaftlich akribischer Weise verschiedene Aspekte, die insbesondere um das vermeintliche »Mutterglück« kreisen, beleuchtet. Sie widmet sich sowohl den gesellschaftlichen und sozialen Einflüssen unter dem gegenwärtigen Aspekt, als auch im historischen Kontext. Ebenso wird die Rolle der Väter besprochen.

Ihr ist zu danken, hiermit ein Werk vorzulegen, das eine Diskussion über Stillideologie und Stillzwang ermöglicht, und somit demaskiert, welche tatsächlichen Gründe dazu führen, dass sich Mütter, aber auch Väter, in Bezug auf das Stillen gedrängt fühlen und vermeintlich ihre eigenen Bedürfnisse nicht genug gewürdigt finden.

Muttermilch ist und bleibt in ihrer Vielfalt und biologischem Effekt eine für unsere Kinder unersetzbare Nahrungsquelle. Wir sind froh, dass die Industrie für die sehr seltenen Fälle des Nicht-Stillen-Könnens oder Noch-nicht-ausreichend-Stillen-Könnens immer bessere Produkte herstellt. Dies darf aber nicht dazu führen, dass der Eindruck entsteht, diese Produkte seien mit Muttermilch vergleichbar. Stillen ist weit mehr als nur Ernährung; es kann auch die emotionalen Bedürfnisse des Kindes leichter und selbstverständlicher stillen, als dies bei der Ernährung mit Formulanahrung oder der Flasche der Fall ist.

Im vorliegenden Buch wird hervorragend herausgearbeitet, dass nicht die Erhöhung der Stillquote das Ziel einer gesellschaftlichen Veränderung sein sollte, sondern dass durch entsprechende Nähe zum Kind und Erkennen der Bedürfnisse der ganzen Familie Fehler vermieden werden, die zu einem frühzeitigen Stillabbruch führen.

Druck und Ideologisierung sind hierbei nicht hilfreich! Ich bin froh, dass sich die »Babyfreundliche Initiative« in Deutschland mit ihrem B.E.ST. Programm genau dieser Idee widmet und so ganz im Sinne der Autorin neue Ideen und Ansätze für eine glücklichere Beziehung zum Kind unterstützt.

Ich wünsche Sibylle Lüpold sehr, dass dieses Buch eine breite Leserschaft bei den professionellen Akteurinnen und Akteuren, sowie Wissenschaftlerinnen und Wissenschaftlern, aber auch insbesondere bei den Eltern findet.

PROF. DR. MED. MICHAEL ABOU-DAKN
CHEFARZT DER KLINIK FÜR GYNÄKOLOGIE UND
GEBURTSHILFE ST. JOSEPH KRANKENHAUS BERLIN

Fremde Erwartungen – selbstbestimmte Entscheidungen

Eine Mutter stillt ihr Kind. Sie hält es im Arm, streichelt sein Köpfchen und schaut es liebevoll an. Das Baby erwidert ihren Blick, berührt mit seinen kleinen Händen ihre warme Brust und bewegt vor Wonne seine Füßchen. Ein Glücksgefühl durchströmt die Mutter, alles fühlt sich richtig an. Die beiden bilden eine harmonische Einheit, symbolisieren Liebe und Geborgenheit.

Filmriss. Das Baby schreit und fuchtelt wild mit seinen Ärmchen. Die Mutter versucht, es an ihre Brust anzusetzen. Es nimmt die Brustwarze kurz in den Mund, saugt, lässt sie wieder los, schreit erneut. Die Mutter steht auf, wiegt ihr Kind im Arm und spricht ihm leise und beruhigend zu. Das Kind schreit immer heftiger, verkrampft sich, die Mutter wird nervös, ihr Herz rast. Sie setzt sich wieder hin, nimmt es noch einmal an die Brust. Vergeblich. Sein Schreien löst zunehmend Panik in ihr aus, sie kann keinen klaren Gedanken mehr fassen. Wieso kann sie die Signale ihres Kindes weder deuten, noch seine Bedürfnisse erfüllen? Sie fühlt sich abgelehnt, traurig, hilflos und allein. Stillen ist purer Stress und bestimmt ihr momentanes Dasein. Der Gedanke ans Abstillen hat etwas Tröstliches, doch sie schiebt ihn rasch von sich. Muttermilch ist doch das Beste für ihr Kind!

In den Jahren, seit ich als Stillberaterin tätig bin, habe ich unzählige Stillgeschichten erfahren. Jede davon ist einzigartig und zu vielschichtig, um ihr in wenigen Worten gerecht zu werden. Alle Mütter, auch diejenigen, die nicht stillen, werden mit dem Thema Stillen konfrontiert und in emotionaler Weise davon berührt. Im besten Fall ist es eine wunderschöne Erfahrung, an die auch später noch gerne zurückgedacht wird. Für viele Mütter hingegen ist Stillen zumindest kurzfristig eine Belastung. Können die Probleme nicht überwunden werden, bleiben bei ihnen häufig Schuldgefühle zurück. Diesen Müttern ist mein Buch gewidmet.

Literatur, die die Vorzüge des Stillens beschreibt und nützliche Anleitungen bietet, gibt es bereits; ich beleuchte die weniger thematisierten, schwierigen Seiten des Stillens, denn: Unzählige äußere und innere Faktoren wirken auf eine Mutter ein, beeinflussen ihre Mutterschaft und sind verantwortlich dafür, ob ihre Stillerfahrung glücklich oder unglücklich verläuft. Fundiertes und aktuelles Wissen, eine differenzierte Sichtweise und das Verstehen der Zusammenhänge helfen, die individuelle Geschichte zu akzeptieren, zu verarbeiten und einzuordnen. Auch wenn dadurch das Abstillen nicht verhindert werden kann, so stärkt eine konstruktive Auseinandersetzung mit den Hintergründen der Stillprobleme das Selbstwertgefühl der Mutter und ihre Bindung zum Kind.

Bis zur Geburt unseres ersten Sohnes ging ich, wie viele Mütter, auf eine etwas naive Weise davon aus, dass das Stillen reibungslos klappen würde. Ich hatte nicht damit gerechnet, dass er die ersten Monate seines Lebens im Krankenhaus verbringen würde, während zu Hause Kinderbettchen und Wickeltisch langsam verstaubten.

Unser Sohn kam zu früh und notfallmäßig per Kaiserschnitt zur Welt, nicht wie geplant im warmen Wasserbecken des pastellfarbigen Gebärzimmers, sondern im sterilen, weißgetünchten Operationsraum, von dessen Decke kaltes Neonlicht herunterstrahlte. Ich konnte nicht sehen, was passierte, spürte aber die zunehmende Hektik der anwesenden Menschen und hörte ihre aufgeregten Stimmen, nachdem sie unser Kind aus meinem Bauch herausgeholt hatten. Etwas war nicht in Ordnung! Unser Sohn hatte die Nabelschnur um den Hals – deshalb der Kaiserschnitt –, doch das war nicht der einzige Grund zur Sorge. Sein ganzer Darm befand sich außerhalb seines Bauches, und er musste sofort operiert werden.

Einen einzigen Blick konnte ich mit unserem Sohn wechseln, der mich wach und mutig anschaute, dann wurde er in die Kinderklinik gebracht. Das Valium, das man mir gegeben hatte, machte mich sonderbar ruhig – trotzdem verspürte ich aufgrund der Trennung von meinem Kind einen unbeschreiblichen Schmerz, der durch nichts zu lindern war. Ich lag im Aufwachraum, unfähig, alleine aufzustehen, und quälte mich mit der Frage, wie es unserem Sohn wohl ging. Eine Hebamme leitete mich in der Brustmassage an und zeigte mir, wie ich von Hand die Milchbildung anregen konnte. Innerlich unbeteiligt führte ich ihre Anweisungen aus. Dass es sehr schwierig sein würde, ohne körperliche Nähe zu meinem Kind unsere Stillbeziehung aufzubauen, war mir damals noch nicht bewusst.

Glücklicherweise konnte ich in die an die Kinderklinik angrenzende Frauenklinik wechseln und zumindest tagsüber mit dem Rollstuhl zu unserem Sohn auf die Intensivstation gelangen. Krankenhausablauf und Platzmangel führten jedoch dazu, dass ich oft nur kurze Zeit mit ihm verbringen konnte. Eine Hebamme hatte mir eine elektrische Milchpumpe besorgt und mich instruiert, wie damit umzugehen sei. Die ersten Pumperfolge waren kläglich, aber ich gab nicht auf, war es doch etwas vom wenigen, was ich aktiv für unser Kind tun konnte. Sein Darm, unterdessen im Bauch, arbeitete jedoch noch nicht, so dass er keine Nahrung via Mund und Magen erhalten durfte. An viele Kabel und Schläuche angeschlossen, lag er in einem geheizten Kasten und kämpfte ums Überleben. Mein Mann und ich saßen hilflos daneben und streichelten so gut es ging seinen kleinen Körper.

Die abgepumpte Milch, die nach einigen Tagen zum Glück besser floss, wurde vorerst tiefgekühlt. Erst nach gut zwei Wochen bekam er alle vier Stunden vier Milliliter Muttermilch mit einer kleinen Spritze in den Mund geträufelt. Diese Menge wurde laufend gesteigert und nach einer weiteren Woche durfte ich ihn das erste Mal direkt an meine Brust ansetzen. Ich hatte mich so darauf gefreut, aber unser Sohn wusste nicht recht, was er mit der Brustwarze anfangen sollte, deshalb bekam er meine Milch durch eine Magensonde oder mit der Flasche, während ich weiterhin fleißig abpumpte.

Der Weg zum vollen Stillen an der Brust ohne Hilfsmittel war mit vielen Steinen übersät. Eine kompetente Stillberaterin schaffte es zu guter Letzt, die anfänglich verpasste Unterstützung wieder auszugleichen und uns die Zuversicht zu geben, Tag für Tag weiterzumachen, auch wenn uns die Situation zuweilen hoffnungslos erschien. Gutgemeinte Bemerkungen des Krankenhauspersonals wie: »Ach, machen Sie sich doch nicht so einen Stress! Ihr Sohn wird auch mit künstlicher Milch groß!« waren keine Hilfe. Wir wussten doch, dass seine bisher inaktive Darmflora sich gerade dank der Muttermilch optimal entwickeln würde. Das Risiko einer gefürchteten Darmentzündung[1] und anderer Komplikationen ist bei nicht-gestillten Kindern mit dieser Diagnose wesentlich größer.

Die frühe Trennung zwischen unserem Sohn und mir erschwerte den Beginn unserer Mutter-Kind-Bindung enorm. Ich verstand damals jedoch noch nicht, welche Faktoren dafür entscheidend sind und was unseren Beziehungsstart verbessert hätte. Zwar konnte ich ihn nach drei Monaten endlich voll stillen und weitere drei Monate später strahlte er als kleiner Wonneproppen in die Welt. Das Stillen selbst blieb hingegen stressig, da ich ständig befürchtete, meine Milch würde nicht ausreichen.

Unsere beiden jüngeren Söhne erlebten glücklicherweise keine Trennung, profitierten von unserer bisher erworbenen Erfahrung und Selbstsicherheit und konnten problemlos gestillt werden. Ich war zunehmend fasziniert vom Stillen und der frühen Mutter-Kind-Bindung. Meine eigene Erfahrung motivierte mich, anderen Müttern zur Seite zu stehen und ihnen das nötige Wissen zukommen zu lassen. Jede Frau kann stillen, wenn sie nur richtig angeleitet wird – davon war ich überzeugt. Dementsprechend irritiert reagierte ich anfangs auf den Begriff »Stillzwang«, der in den Medien in den letzten Jahren immer häufiger auftauchte.[2]

So sehr es mich anfangs befremdete, ließ mich dieses Thema nicht mehr los: Gibt es heute wirklich einen Still*zwang*? Setzen Stillbefürworter und -befürworterinnen Mütter, die nicht stillen wollen oder können, tatsächlich unter Druck? Ist die Stillförderung

»mutterfeindlich«, wie eine Pflegende in einem Zeitungsartikel behauptete?[3]

Während ich zuerst versuchte, die Stillförderung zu verteidigen und aufzuzeigen, dass es keinen Stillzwang gibt, änderte ich im Verlauf meiner Recherchen und Gespräche mit betroffenen Müttern meine Haltung. Ich verstand, dass ich vielen Müttern bei ihren Schwierigkeiten nicht helfen konnte, solange ich davon ausging, dass Stillen der einzig richtige Weg und das Überwinden von Stillproblemen reine Willenssache ist. Zu stillen oder nicht zu stillen ist oft keine bewusste Entscheidung, sondern vielmehr eine Frage der Persönlichkeit, der Rahmenbedingungen und Ressourcen.

Dass heute im Westen darüber diskutiert wird, ob Mütter unter einem Stillzwang leiden, ist ein Beweis für unsere privilegierte Lebensweise – eine Luxusfrage. Die menschliche Erfolgsgeschichte war nur dank der Laktation[4] möglich. Bis ein brauchbarer Ersatz, die künstliche Säuglingsmilch, zur Verfügung stand, war es beinahe unmöglich, ein ungestilltes Kind gesund aufwachsen zu lassen. Dieser Zustand ist in Entwicklungsländern heute noch Realität: Wo kein Zugang zu sauberem Trinkwasser vorhanden ist, entscheidet Stillen nach wie vor über Leben und Tod. Denn das Anrühren von Pulvermilch mit verseuchtem Wasser führt bei Babys meist unweigerlich zu tödlichen Durchfallerkrankungen. Aber auch in den Industrienationen ist der gesundheitliche Nutzen einer Ernährung mit Muttermilch nicht mehr von der Hand zu weisen. Die folgenden Kriterien für eine Entscheidung für oder gegen das Stillen gelten in erster Linie für Mütter termingeborener und gesunder Säuglinge. Bei frühgeborenen und kranken Babys ist Muttermilch nicht nur als optimales Nahrungsmittel, sondern vor allem auch als unersetzbare Medizin zu betrachten, die die Überlebenschance des Kindes erheblich beeinflusst.

Bei der Diskussion um den Stillzwang geht es jedoch nicht nur ums Stillen als optimale Ernährungsform eines Kindes, sondern auch um die Mutterliebe. Müttern, die nicht stillen, wird indirekt unterstellt, sie würden ihr Kind nicht genügend lieben, da sie ihm doch die aus menschlicher und wissenschaftlicher Sicht beste Grundlage für eine gesunde Entwicklung vorenthalten. In den westlichen Gesellschaften muss eine Mutter, die ihr Baby nicht stillt, dieses deswegen nicht weggeben und auch nicht dessen Tod befürchten. Doch sie muss sich den eigenen und gesellschaftlichen Erwartungen stellen und sich für ihre Entscheidung oft rechtfertigen. Stillprobleme – und das zu berücksichtigen scheint mir sehr wichtig – gibt es bereits seit mehreren Tausend Jahren. Soziale und kulturelle Faktoren sind dafür verantwortlich, wenn bei einer Mutter das Stillen nicht so läuft, wie sie es sich wünscht. Keine Frau soll sich schuldig fühlen, wenn sie nicht stillen kann oder will, denn jede Mutter hat für ihre Entscheidung berechtigte Gründe – auch wenn diese nicht immer allen verständlich erscheint.

Es wird vorrangig darüber diskutiert, ob und inwiefern Mütter unter Stillzwang stehen. Die gesellschaftlichen Einflüsse, die eine Mutter vom Stillen *abhalten*, sind jedoch genauso stark, wenn nicht noch stärker und wurden noch wenig wahrgenommen. Um dieses Phänomen zu thematisieren, führe ich in diesem Buch den bisher nicht existierenden Begriff »Abstillzwang« ein.

Jede Mutter hat das Anrecht, idealerweise in Absprache mit dem Vater ihres Kindes, selbst zu bestimmen, ob und wie lange sie ihr Kind stillt, ohne sich einem äußeren Druck beugen zu müssen. Die entscheidenden Fragen lauten: Unter welchen Voraussetzungen sind Mütter bereit, ihr Kind zu stillen? Wie können Stillen und die Betreuung eines Kindes attraktiver gemacht werden? Wie können Mütter darin unterstützt werden, in Bezug auf das Stillen eine wirklich selbstbestimmte und informierte Entscheidung zu treffen? Jegliche Hinweise bezüglich der Wichtigkeit des Stillens und alle gutgemeinten Empfehlungen sind müßig, solange den Müttern, von denen die Erfüllung dieser Aufgabe erwartet wird, kein Verständnis entgegengebracht und keine optimalen Bedingungen geboten werden.

1. Die Basis für einen glücklichen Stillstart

1.1 Das evolutionäre Modell der Mutter-Kind-Bindung

Um das aktuelle, kontrovers diskutierte Phänomen des Stillzwanges zu verstehen, ist es hilfreich, eine Reise in die weibliche Vergangenheit anzutreten. Die allgemeine Vorstellung über das Leben von Müttern »früher« entspringt einem nicht der Realität entsprechenden Idealdenken. Oft wird davon ausgegangen, dass heutzutage weitverbreitete Herausforderungen im Leben einer Mutter wie Doppelbelastung, Stress, Unsicherheit, Erschöpfungsdepressionen, Still- und Erziehungsprobleme moderne Zeiterscheinungen sind. »In der guten alten Zeit« war eine Mutter in eine unterstützende Gemeinschaft oder Großfamilie eingebettet und wurde nicht zwischen den Anforderungen von Mutterschaft und Berufstätigkeit hin- und hergerissen. Das Stillen eines Kindes, die natürlichste Sache der Welt, stellt – so wird angenommen – erstmals für Mütter des 20. und 21. Jahrhunderts ein Problem dar. Tatsache ist jedoch, dass Stillprobleme schon entstanden, als der zuvor über Millionen von Jahren als Jäger und Sammler lebende Mensch sesshaft wurde. Auf die historischen Zusammenhänge in Bezug auf das Stillen und die Mutter-Kind-Bindung von der Frühgeschichte bis ins 19. Jahrhundert werde ich in Kapitel 9 vertiefter eingehen.

Die amerikanische Anthropologin, Primatologin und Evolutionsbiologin Sarah Blaffer Hrdy hat sich intensiv mit dem Thema Mutterschaft auseinandergesetzt. Diesem Gebiet hat sie sich in einem breiten evolutionären, kulturübergreifenden und historischen Kontext gewidmet. In einer von Männern dominierten Berufswelt hat sie sich nicht wie bisher für die Geschichte und

Entwicklung des Menschen allgemein, sondern ganz spezifisch nur für die weibliche Evolution interessiert, und dabei äußerst interessante Erkenntnisse gewonnen.

Überzeugt von den Ergebnissen der Bindungsforschung, wonach ein Baby auf permanente und zuverlässige Betreuung seitens seiner Mutter angewiesen ist, um sich gesund zu entwickeln, erkannte Hrdy die Problematik, die sich dadurch für moderne westliche Mütter ergibt. Die Bindungstheorie[6], so Blaffer Hrdy, versetzt Frauen in ein Dilemma: Entweder stellen sie ihr eigenes Leben zugunsten der Bedürfnisse des Kindes für längere Zeit hintan, oder aber sie sind keine verantwortungsbewussten Mütter. In den Augen vieler Feministinnen ist die ständige Fürsorge für ein Kind, an erster Stelle das Stillen, letztlich gleichbedeutend mit einer Mutter in Ketten. Dazu Blaffer Hrdy: »Eine offensichtliche Möglichkeit, diesem schmerzlichen und unlösbaren Dilemma aus dem Wege zu gehen, bestand für diese Feministinnen darin, der Biologie jegliche Relevanz für menschliche Angelegenheiten abzusprechen oder gar zu verneinen, dass Kinder ein angeborenes Bedürfnis nach besonderer individueller Betreuung haben. Eine andere Taktik war es, darauf zu bestehen, dass das menschliche Gehirn und unsere kulturellen Fähigkeiten uns von anderen Tieren so sehr unterscheiden, dass Menschen all das, was sie sein wollen, erlernen können. Tatsache ist, dass Menschen eine Menge lernen können, jedoch nicht alles, was sie wollen und vor allem nicht in solchen uralten emotionalen Bereichen wie jenen, die die ›Liebe‹ betreffen. Gleichwohl setzte sich die Idee fest, wonach mütterliche Liebe ein gesellschaftliches Konstrukt ohne jegliche biologische Grundlage sei, eine ›bestimmte Begabung‹.«[7]

Nachdem über viele Generationen vor allem von Männern unhinterfragt angenommen wurde, dass es im natürlichen Wesen jeder Frau liege, Kinder zu gebären und diese liebevoll und selbstlos aufzuziehen, erforschte Blaffer Hrdy die mütterlichen Gefühle intensiver. Zahlreiche Fragen, die sie in ihrer späteren Forschungsarbeit zu beantworten versuchte, tauchten bereits während ihrem

Studium auf. »Nach den ersten paar Wochen mit einem winzigen Mädchen, das meistens schlief oder leise an meiner Brust lag, während ich in Seminaren saß, ging mir immer mehr auf, dass es in der Welt, in der ich lebte, unmöglich sein würde, sich um ein Kind zu kümmern und gleichzeitig konzentriert zu arbeiten. Die erschreckende Verletzlichkeit eines neugeborenen Kindes, die immense Verantwortung und die ständigen Bedürfnisse, die mich rund um die Uhr in Anspruch nahmen, erschütterten mich. [...] Ich wollte unbedingt in meinem Beruf erfolgreich sein. Dennoch wollte ich meiner Tochter nicht den emotionalen Rückhalt vorenthalten, den sie meiner Überzeugung nach brauchte. Es sah ganz so aus, als wären meine persönlichen Pläne auf Kollisionskurs mit den Bedürfnissen meines Babys. Zu der Zeit ahnte ich noch nicht, wie eng mütterliche und berufliche Interessen in Wirklichkeit miteinander verknüpft sind.«[8]

In jahrzehntelanger Forschung versuchte Blaffer Hrdy die Frage zu beantworten, ob sie zwingendermaßen eine schlechte Mutter sei, wenn sie nicht zugunsten ihres Kindes auf ihre persönlichen Ziele verzichtete. Gibt es wirklich so etwas wie Mutterliebe? Warum läuft die Mutter-Kind-Beziehung nicht immer automatisch störungsfrei ab? Welche Rolle spielt die Laktation für die menschliche Evolution? Die Evolutionsbiologin erkannte, dass die tiefliegenden Gefühle, die Frauen im Hinblick auf ihre Fortpflanzung und die Betreuung ihrer Kinder beeinflussen, ihren Ursprung in einer weit zurückliegenden Zeit haben, bevor es Verhütungsmittel, Säuglingsersatznahrung oder schützende Wände gab.

Vor 200 Millionen Jahren bevölkerten die ersten Säugetiere die Erde. Ungefähr 190 Millionen Jahre später kam es in Afrika zu einer Klimaveränderung. Die dadurch entstandene neue Umwelt – Urwälder wurden zu Steppen – erforderte eine Anpassung der Lebensweise der damaligen Affenart. Kooperation, Kommunikation und Weitergabe von Wissen waren unabdingbare Überlebensstrategien. Die menschlichen Vorfahren teilten sich in zwei Gruppen auf: In die der Menschenaffen und die der Menschen, zusammen gehören sie zur Gruppe der Primaten.[9] Die Menschen unterscheiden sich von den Menschenaffen unter anderem durch ein größeres Gehirn und den aufrechten Gang, was die menschlichen Geburten erschwerte. Genetisch betrachtet teilt der Mensch sein Erbgut jedoch fast zu 100 Prozent mit den Menschenaffen.[10]

Die ersten modernen Menschen (homo sapiens sapiens) lebten vor ungefähr 200'000 Jahren, im Zeitalter Pleistozän[11], in Afrika und umfassten eine Population von nicht mehr als 10'000 Erwachsenen. Von dieser verhältnismäßig kleinen Gruppe stammen alle heute lebenden Menschen ab. Diese als Jäger und Sammler lebenden Urmenschen mussten sich den oft unmenschlichen und veränderbaren Lebensbedingungen ständig anpassen.[12] Die Kindersterblichkeit war enorm hoch, so dass ganz viele Mütter keinen einzigen überlebenden Nachkommen hinterließen. Die Verletzlichkeit und das hohe Schutzbedürfnis eines menschlichen Säuglings erforderten ganz bestimmte Betreuungsformen. Blaffer Hrdy zeigt auf, dass es für diese Urmütter nicht wichtig war, viele Nachkommen aufzuziehen; ein Einziger, der überlebte, war schon ein Riesenerfolg. Und damit dieses *eine* Kind auch überleben konnte, musste es sehr gut betreut werden, Qualität stand ganz klar vor Quantität.[13]

Was bedeutet eine »sehr gute Betreuung«[14]? Von den Lebensbedingungen vor 200'000 Jahren haben Wissenschaftler erstaunlich genaue Vorstellungen. Das Nahrungsangebot war oftmals spärlich, was die Menschen dazu zwang, ein nomadisches Leben in Gruppen zu führen, den Tierherden nachzuziehen und neue Sammelgebiete zu erschließen. Je nach Jahreszeit gab es Beeren, Wurzeln, Nüsse und – abhängig vom Talent der Jäger – frisches Fleisch. Bestimmt gab es öfters Zeiten, in denen die Menschen großen Hunger litten. Um an mögliche Nahrung und geeignete Wasserstellen zu gelangen, zogen sie umher, Babys und Kleinkinder, die noch keine weiten Strecken alleine zurücklegen konnten, mussten getragen werden. Der Kraftaufwand zog einen erhöhten Kalorienbedarf für die tragende Person nach sich, woraus zu schließen ist, dass diese Aufgabe nicht nur der Mutter angelastet wurde.

Ein Säugling konnte vor allem nachts nicht einfach abgelegt werden, zu groß wäre die Gefahr für das wehrlose Geschöpf gewesen, von einem wilden Tier gefressen oder von einer Schlange gebissen zu werden. Ähnlich wie bei einigen noch lebenden Naturvölkern wurden Babys Tag und Nacht am Körper ihrer Mutter, Großmutter oder einem älteren Geschwister getragen und gehalten. Nur im Körperkontakt mit einer Bezugsperson war ein Kind sicher und geborgen.[15] Gerade nachts vermittelte der Körper der Mutter Wärme und Sicherheit, hielt das Baby davon ab, aus Angst oder Unwohlsein zu schreien und womöglich wilde Tiere anzulocken.

Gestillt wurde ein Säugling rund um die Uhr, vermutlich sogar mehrmals pro Stunde. Die Zusammensetzung der Muttermilch und die geringe Größe des kindlichen Magens geben einen Hinweis darauf, wie häufig ein Menschenbaby gestillt werden sollte. Menschliche Muttermilch ist, im Gegensatz zu Säugetieren, die ihre Jungtiere oft stundenlang in einem sicheren Versteck zurücklassen, protein- und fettarm, jedoch reich an Kohlenhydraten.[16] Sie wird rasch verdaut und ein Menschenbaby benötigt von daher häufige Mahlzeiten.[17]

Urmütter trugen ihre Säuglinge vermutlich am Bauch oder auf der Seite, in einer Haltung, in der das Kind jederzeit die mütterliche Brustwarze erreichen und ohne großen Aufwand ein paar sättigende Schlucke trinken konnte. Das häufige Stillen und das hohe Schutzbedürfnis erforderten eine permanente Nähe des Kindes zu seiner Mutter. Das Abstillen erfolgte viel später, als dies heute der Fall ist, Wissenschaftler sind sich nicht einig, sprechen aber von mindestens zwei, einige sogar von bis zu sieben Jahren.[18] Unbestritten ist, dass nur ein Kind, das wirklich lange gestillt wurde, eine gute Überlebenschance hatte. »Aufgrund der Lebensbedingungen dieser Nomaden mussten die Kinder nicht nur der Ernährung wegen sehr häufig gestillt werden, sondern auch, damit sie nicht austrockneten. Mochten sie auch schon im Alter von sechs Monaten mit dem einen oder anderen festen Nahrungsbrocken gefüttert werden, so hing ihr Überleben doch davon ab, dass sie bis weit ins vierte Lebensjahr gestillt wurden.«[19]

Dabei ging es nicht nur um besseres Gedeihen und den vermehrten Schutz vor Krankheiten und Infektionen dank der Antikörper in der Muttermilch. Das häufige und langjährige Stillen eines Kindes verhinderte auch eine erneute Schwangerschaft. Dadurch war die intensive Betreuung des stark abhängigen Kindes gesichert, und die Mutter wurde körperlich nicht allzu sehr strapaziert. Es macht einen enormen Unterschied, ob eine Mutter einen Säugling und ein Kleinkind gleichzeitig betreuen muss, oder ob sie einen Säugling betreut und dabei sogar noch Unterstützung von einem Kind im (Vor)Schulalter bekommt. Erstere Situation ist heute in westlichen Ländern, wo nur kurz gestillt wird, häufig anzutreffen und die Überforderung der Mütter (vor allem bei fehlender Unterstützung) nur allzu verständlich.

Stillen, wenn es häufig genug und auch nachts ohne große Pausen erfolgt, kann den Eisprung über Monate bis Jahre hinweg verhindern.[20] Daher kann Stillen als weltweit wichtigste Verhütungsmethode bezeichnet werden. Ein sehr gutes Beispiel für die dadurch gewährleistete Aufrechterhaltung der Bevölkerungszahl über einen langen Zeitraum hinweg ist das noch ziemlich ursprünglich lebende Jäger-und-Sammler-Volk !Kung in Afrika. Die !Kung-Mütter stillen ihre Babys nicht nur mehrere Jahre, sondern mehrmals pro Stunde. In der Nacht schlafen die Kinder neben ihren Müttern und saugen in regelmäßigen Abständen an der Brust. Diese häufige Stimulation der Brustwarzen führt bei den Müttern zu einer ganz bestimmten hormonellen Reaktion: Die hohen Prolaktinwerte unterdrücken den Eisprung. Auch bei anderen Völkern wurde der Zusammenhang von kurzen Stillabständen und einer längeren unfruchtbaren Zeit untersucht. Man fand außerdem heraus, dass nicht nur die Stillfrequenz, sondern auch die körperliche Tätigkeit einen Einfluss hat. Mütter, die sich ausgewogen und reichlich ernähren, weder stillen, noch sich körperlich betätigen, können rein theoretisch zwei Monate nach Geburt wieder schwanger werden.[21]

Gut ernährte Mädchen bekommen früher ihre erste Regel und sind somit früher empfängnisbereit. Da heute vor allem in den Industrienationen Übergewicht unter Kindern immer häufiger anzutreffen ist, setzt auch die Geschlechtsreife immer früher ein. Im Pleistozän und heute noch in einigen Jäger-und-Sammler-Kulturen wurden Frauen erst mit rund zwanzig Jahren empfängnisbereit. Mit zwanzig das erste Kind zu bekommen, scheint mittlerweile, da viele Frauen ihr erstes Kind erst gegen die vierzig gebären, eher früh zu sein.

Mütter haben ihre Kinder über Jahrtausende hinweg sicher zwei, eher jedoch vier Jahre lang gestillt. Da die Menarche (erste Menstruation eines Mädchens und damit einsetzende Fruchtbarkeit) damals später erfolgte als heute, nämlich erst mit circa zwanzig Jahren und eine Frau mit circa vierzig Jahren in die Menopause gelangte, dauerte die fruchtbare Phase rund zwanzig Jahre. Eine Frau im Pleistozän gebar nur alle vier bis fünf Jahre ein Kind, da der Eisprung durch das häufige Stillen so lange unterdrückt wurde. Wenn diese Rechnung zu Ende gemacht wird, kommt man auf höchstens fünf Kinder pro Frau. Sehr kinderreiche Familien gab es erst in der Zeit, als gar nicht mehr oder nur noch kurz gestillt wurde. Unter anderem durch die Verwendung moderner Verhütungsmittel hat sich die Anzahl Schwangerschaften und Geburten pro Frau wieder reduziert. Westliche Frauen bekommen heute noch weniger Kinder als im Pleistozän, obschon sie im Durchschnitt selten so oft und so lange stillen wie damals.

Der Begriff »Stillzwang« findet seit einigen Jahren zunehmende Verwendung. Manche Mütter beklagen sich, buchstäblich zum Stillen gedrängt zu werden. Diese Tatsache ist geradezu paradox, da die Qualität von künstlicher Säuglingsmilch zwar nach wie vor keineswegs gleichwertig ist, unterdessen jedoch mehr denn je an Muttermilch herankommt. Rein theoretisch haben alle Mütter die Freiheit, ihr Kind nicht zu stillen und im Idealfall trotzdem gesund aufwachsen zu lassen, sofern sauberes Trinkwasser vorhanden ist. Urmütter hätten über die Beschwerde des heutigen Stillzwanges nur verständnislos den Kopf geschüttelt. Im Pleistozän hätte man tatsächlich von einem Stillzwang sprechen können, von einem sogenannt natürlichen Stillzwang. Eine Mutter vor über 10'000 Jahren hatte absolut keine Alternative: Falls sie krank wurde oder verstarb, übernahm vielleicht, sofern das möglich war, eine andere laktierende Mutter das Stillen des Kindes.

1.2 Die ideale Mutter-Kind-Interaktion

Beim Menschen dauert es enorm lange, bis ein Kind einigermaßen selbständig wird. Wegen des größeren Gehirns, des aufrechten Gangs, und damit der kindliche Kopf noch durch den engen Geburtskanal passt, verschob sich die Geburt vor. Das hatte zur Folge, dass der menschliche Säugling längere Zeit auf Schutz und Pflege angewiesen ist als Jungtiere anderer Lebewesen.

Der Mensch lebt als sozial hochentwickeltes Wesen in einer Gemeinschaft, die komplizierte Formen der Kommunikation erfordert. Die primäre Bindung eines Säuglings an seine Mutter ist Ausgangspunkt seiner psychosozialen Entwicklung. Der Ursprung der Sprachentwicklung und die frühe Erfahrung der Selbstwirksamkeit liegen im ersten Lebensjahr, in einer Phase der stärksten Formbarkeit des Gehirns. Damit verbunden ist ein höherer »Brutpflegeaufwand«. Der Säugling ist seinen Bezugspersonen komplett ausgeliefert und strebt nach zwischenmenschlichem Austausch.[22] Mit Schreien, Blickkontakt und später Lächeln aktiviert er diese, ihn zu betreuen. Ein Säugling muss ernährt, warm gehalten, in den Schlaf begleitet und vor Gefahren beschützt werden. Er ist angewiesen auf Körperkontakt, Kommunikation (via Mimik, Gestik und sprachlichen Äußerungen) und liebevolle Zuwendung, um sich wohl und sicher zu fühlen. In der Bindungsforschung spricht man von mütterlicher Feinfühligkeit, wenn die Signale des Säuglings richtig interpretiert und seine Bedürfnisse zuverlässig und prompt erfüllt werden.[23]

Wie wird nun eine Mutter[24] dazu motiviert, sich über einen langen Zeitraum hinweg permanent um ein völlig hilfloses Wesen zu kümmern? Welchen »Lohn« erhält sie für all ihre Bemühungen und Anstrengungen?

Die Mutter-Kind-Interaktionen sind in der Regel ein fehlerfreies System, bei dem ein Faktor den anderen auslöst. So führt das Schreien des Säuglings bei der Mutter zum Bedürfnis, ihn aufzunehmen, zu halten oder zu stillen.[25] Sein Blick wird von der Mutter gerne erwidert und seine zarte Haut bewegt sie dazu, diese zu liebkosen. Das Saugen an der Brust wird von der Mutter als lustvoll empfunden, das »Leeren« der vollen Brüste als Erleichterung. Stillende Mütter, die aus irgendeinem Grund eine Zeitlang nicht stillen können, fühlen sich körperlich unwohl, werden nervös und angespannt.

Der Säugling veranlasst seine Mutter auf folgende Weise, sich um ihn zu kümmern:

1. **Kindchenschema**
   Die Gestalt des Säuglings, sein niedliches Äußeres, bewirkt, dass seine Mitmenschen ihn gerne beschützen und umsorgen.
2. **Blickkontakt**
   Sowohl in der Stillposition als auch rein intuitiv halten die meisten Mütter ihr Kind in einem Abstand von circa 30 Zentimeter, was genau der Entfernung entspricht, in der ein Säugling einen Gegenstand am besten fixieren kann. Nur Verliebte und Mutter(Vater)-Kind-Paare schauen sich so intensiv und wortlos längere Zeit in die Augen.
   Der Blickkontakt mit dem Säugling animiert die Mutter zu fürsorglichem Verhalten. Interessant ist jedoch, dass der in der westlichen Welt als so wichtig eingestufte Blickkontakt in Gesellschaften, in denen sich Babys in der ersten Zeit ständig im Körperkontakt zu ihrer Mutter befinden, viel seltener erfolgt, ohne dass dies eine negative Auswirkung auf die kindliche Entwicklung hat.[26] Unterschiedliche, kulturell bedingte

Beziehungsformen haben unterschiedliche Bindungsmuster zur Folge. Anscheinend fördern alle Mütter mehr oder weniger bewusst bei ihrem Kind diejenigen Aspekte, die sie selbst erlernt haben beziehungsweise die für sein Leben in seiner spezifischen Umwelt vorteilhaft sind.[27]

3. **Schreien**

Der Säugling kann seine Mutter durch sein Schreien beeinflussen. Bei den meisten Müttern führt dies zu einer vermehrten Blutzufuhr in den Brüsten und kann sogar einen Milchspendereflex auslösen. Das Schreien hat physiologische Veränderungen im mütterlichen Organismus zur Folge, motiviert sie zum Aufnehmen und Stillen des Kindes.

Aber auch andere Menschen können das Schreien eines Säuglings höchst schlecht ertragen und unternehmen alles in ihrer Macht Stehende, um ihn zufriedenzustellen und den quälenden Zustand zu beenden. Eine Mutter, die ihr Kind durch Tragen, Stillen oder andere Maßnahmen beruhigen kann, wird dadurch in ihrem Selbstwertgefühl bestärkt. Umgekehrt kann es sehr frustrierend sein, wenn auch durch liebevolle Zuwendung das Schreien eines Kindes nicht beendet werden kann.

4. **Stillhormone**[28]

Wenn das Kind an der Brust der Mutter saugt oder die Brustwarzen berührt, führt das bei ihr zur Ausschüttung des Hormons Oxytozin, was in den Tagen nach der Geburt zu Gebärmutterkontraktionen führt und Blutungen vermindert. In erster Linie ist dieses Hormon jedoch am Milchspendereflex beteiligt, das heißt, es bringt die Milch zum Fließen.

Das Saugen an der Brust, aber auch der Körperkontakt erhöht die Ausschüttung des Hormons Prolaktin. Dieses zweite sehr wichtige Stillhormon ist für die Milchproduktion und somit Milchmenge verantwortlich.

5. **Geruch**

Stillende Mütter (und Väter) sind der Überzeugung, dass ihre Kinder wunderbar riechen. Alle Menschen reagieren weit mehr auf Gerüche, als ihnen bewusst ist. Der Geruch eines Menschen scheint einer der entscheidendsten Einflussfaktoren für Sympathie oder Antipathie in zwischenmenschlichen Beziehungen zu sein.[29]

6. **Berührung**
   Wenn die Mutter ihr Kind berührt, kommt es bei beiden zu einer biochemischen Reaktion. Sogenannte Glückshormone (Endorphine und auch Oxytozin) werden bei angenehmer Berührung ausgeschüttet, verbessern das Wohlbefinden und führen zu neuen Nervenverbindungen.[30] Die Berührung ist wie alle anderen dieser Sinneserfahrungen keine Einbahnstraße: Die Mutter wird umgekehrt auch zärtlich von ihrem Kind liebkost. Viele Kinder streicheln gerade während des Stillens die Haut der Mutter oder spielen mit der anderen Brustwarze, was den Milchfluss anregt.

Die Interaktionen zwischen Mutter und Kind folgen einem angeborenen »Programm«, bei dem gegenseitige Verhaltensweisen ideal zusammenpassen. So passt die hohe Stimmlage der Mutter (die meisten Menschen erhöhen ihre Stimme, wenn sie mit einem Baby sprechen) ideal zur besonderen Sensibilität und Aufnahmebereitschaft des kindlichen Gehörs für hohe Stimmfrequenzen.

Einer der frühsten und wirksamsten Stimuli zur Auslösung eines Lächelns beim Säugling sind zwei Augen und ein Mund, die dem Kind *en face* vorgehalten werden. Das Lächeln des Kindes wiederum festigt die Verbundenheit von Mutter und Kind und erhöht ihre Fürsorgebereitschaft.

Sowohl das Verhalten des Kindes als auch die physiologischen Veränderungen bei ihr selbst bringen eine Mutter im Idealfall dazu, sich auf bestmögliche Weise um ihr Kind zu kümmern. Anders sieht es aus, wenn die Mutter nicht in der Lage ist, auf die Bedürfnisse und Gefühlsäußerungen ihres Babys feinfühlig zu reagieren und seinem Schreien bestenfalls zuvorzukommen. »Bleibt die Beruhigung aus, so kann das beim Säugling zu vermehrtem Weinen bis zur Erschöpfung führen, zur Abwendung bis hin zur Resignation (Entfremdung) und zur Aufgabe von Bemühungen, seine Gefühle auszudrücken und mitteilen zu wollen, zu Ausdruckslosigkeit oder Depression, wie Untersuchungen von Säuglingen depressiver Mütter zeigen.«[31] Das vermehrte Schreien oder die Resignation des Säuglings erschweren den Aufbau der Mutter-Kind-Bindung und sind für beide mit unangenehmen Empfindungen verbunden. Unstimmigkeiten in der frühen Mutter-Kind-Interaktion können zu späteren Bindungsstörungen führen.[32]

1.3 Schmerzvolle Trennung

Andauernder Körperkontakt zwischen Säugling und Mutter (oder einer anderen feinfühligen und zuverlässigen Bezugsperson) war für das Überleben des Ersteren über Millionen von Jahren von immenser Wichtigkeit. Erst mit der Entstehung der ersten Hochkulturen vor rund 4000 Jahren wurden Mutter und Kind zunehmend voneinander getrennt.[33] Dazu mehr im Kapitel 9.

Ab Mitte des 20. Jahrhunderts wurden die Auswirkungen einer frühen Trennung auf die Mutter-Kind-Bindung vermehrt studiert. Auf Neugeborenen-Intensivstationen wurde beobachtet, dass viele der zu früh geborenen Säuglinge, die dank enormem medizinischen Aufwand überlebt hatten, zwar gesund nach Hause entlassen werden konnten, aber wenig später wieder in die Notaufnahme eingeliefert wurden. Studien belegten, dass Kinder, die schon früh und über längere Zeit von ihren Müttern getrennt wurden, später häufiger vernachlässigt oder misshandelt wurden und sich schlechter entwickelten.[34]

Alle Säugetiere zeichnen sich durch eine intensive mütterliche Fürsorge aus. Zwar sind wissenschaftliche Studien mit anderen Säugetieren in Bezug auf das menschliche Verhalten nur bedingt aussagekräftig.[35] Beobachtungen der Mutter-Kind-Beziehung anderer

Primaten, insbesondere anderer Menschenaffen, sind für das Verstehen des menschlichen Bindungsverhaltens jedoch hilfreich.[36]

Hormonelle und neuropsychologische Mechanismen entscheiden bei vielen Säugetieren über das Gelingen einer erfolgreichen Bindung des Jungtieres an die Mutter. Innerhalb einer festgelegten Zeitspanne muss die Mutter für ihre Jungen verfügbar sein. Kommt es zur Trennung oder anderen störenden Einflüssen, kann die Prägung misslingen. In Untersuchungen mit Tieren wurde beobachtet, dass Trennungen von Muttertier und Jungen nach der Geburt bei beiden zu massiven Verhaltensstörungen führten. Wenn die Jungen überlebten (was oft nicht der Fall war), wurden sie danach von ihrer Mutter entweder abgelehnt, nachlässig oder schlecht betreut. Die Zuwendungs- und Reaktionsbereitschaft der Muttertiere ließ nach Trennungen merklich nach. Außerdem waren weibliche Tiere, die in ihrer Jungenzeit von ihren Müttern getrennt oder unzureichend umsorgt worden waren, später selbst oft unfähig, sich gut um ihren eigenen Nachwuchs zu kümmern. Auch in Humanstudien wurden die Auswirkungen der frühen Beziehung einer Frau zu ihrer Mutter auf ihr eigenes Fürsorgeverhalten als Mutter untersucht. Die eigenen Kindheitserlebnisse (zum Beispiel Vernachlässigung oder Misshandlung) werden bei der Geburt eines Kindes wieder aktiviert und können, bei fehlender Selbstreflexion, eine gelungene Interaktion beinträchtigen.[37]

Menschen haben jedoch keine klar definierte Prägungsphase und daher ist der Toleranzbereich viel größer. Auch ein Mutter-Kind-Paar, das unmittelbar nach der Geburt getrennt wird, kann später eine sichere Bindung aufbauen.[38] Dieser Prozess ist jedoch häufig erschwert; Still- und Beziehungsprobleme sind oft die Folge.[39] Mütter[40] sind nach Trennungen oft unsicher, wodurch sich das »schwierige« Verhalten des Kindes (unter anderem vermehrtes Schreien oder Saugprobleme) verstärkt und die Mutter noch mehr verunsichert wird – ein Teufelskreis. Sie schildern oft ein Gefühl der Leere, das sie während der Trennung von ihrem neugeborenen Baby empfinden. Ihre Gebärmutter ist ja tatsächlich geleert, aber sie halten auch kein Kind im Arm. »Mütter empfinden eine Leere wie nach einer Amputation. Sie äußern Dinge wie: Ich habe in meinem Leben noch keine solche Sehnsucht verspürt. Es ist, als wäre mir ein Organ herausgenommen worden. Sie artikulieren einen tiefempfundenen Wunsch, das Kind zu berühren und zu stillen. Während dieser Trennungsphase machen sie sich die schlimmstmöglichen Vorstellungen über das, was aus dem Kind werden wird.«[41] Mütter hingegen, die ihr Kind im Wochenbett bei sich haben, erwähnen dieses Gefühl der Leere nicht.

Während Mitte des 20. Jahrhunderts Neugeborene ihre ersten Tage im Spital fast andauernd im Säuglingszimmer ohne menschliche Wärme verbringen mussten, werden heute in der Regel nur noch zu früh geborene oder kranke Kinder von ihren Müttern längere Zeit getrennt. Kurze Trennungen nach der Geburt sind leider immer noch häufig, obschon es kein Risiko darstellt, wenn ein gesundes Neugeborenes erst nach dem ersten Haut-zu-Haut-Kontakt mit der Mutter und dem ersten Anlegen an die Brust gewogen und untersucht wird. Eine Studie zeigte, dass bereits eine zwanzig Minuten dauernde Trennung vor dem ersten Anlegen zu Saugschwierigkeiten führen kann.[42]

Mütter, die ihr neugeborenes Kind in der Klinik nicht bei sich hatten, empfinden die ersten Tage zu Hause oft als enorm schwierig. Das Hineinwachsen in die neue Rolle fällt ihnen noch schwerer, als es sowieso schon ist. »Untersuchungen zeigen immer wieder, dass Mütter, die von ihren Kindern getrennt wurden, hinterher mit sichtlichem Zögern und Ungeschick ihre Mutterrolle übernehmen. Die Überempfindlichkeit rührt natürlich teilweise von der Befürchtung der Mutter her, dass sie nicht fähig sei, ihrem Kind eine angemessene mütterliche Fürsorge zu gewähren. Doch zweifelhaft ist, ob sie in dieser Hinsicht so große Bedenken und Befürchtungen hätte, wenn sie in ständigem Kontakt mit ihrem Säugling gewesen wäre.«[43]

Seit in vielen Geburtskliniken die Rooming-in-Praxis eingeführt wurde, stellte man fest, dass die Zahl der stillenden Mütter zunahm und die Anzahl Telefonanrufe von ängstlichen Müttern nach dem Austritt zurückging. Mütter, die ihr Kind von Geburt an rund um die Uhr bei sich hatten, waren zuversichtlicher, kompetenter in der Säuglingspflege und reagierten sensibler auf ihr Kind. Sogar noch ein Jahr später hatten sie ein innigeres Verhältnis zum Kind, schauten es öfters an, streichelten es häufiger und erteilten weniger Befehle. Die Mütter der anderen Gruppe, die immer wieder von ihrem Kind getrennt waren, berichteten dagegen vermehrt von Fütterungs- und Schlafproblemen. Sie wechselten häufiger die Windeln des Kindes und stillten früher ab. Ihre Kinder weinten mehr und lächelten weniger.[44] Nach einer längeren nachgeburtlichen Trennung vom Kind (aufgrund medizinischer Komplikationen) ist eine Mutter auf gute Unterstützung angewiesen: Fachleute sollten sie möglichst darin bestärken, die verpasste Nähe nachzuholen und ihrem Kind so viel Körperkontakt wie möglich zu gewähren. Wenn möglich wird das Baby nach Bedarf gestillt, viel getragen und darf auch nachts unter sicheren Bedingungen bei der Mutter schlafen. Das, was auch gesunden Kindern guttut, ist hier umso wichtiger. Kinder benötigen nach traumatisierenden Trennungserfahrungen in der Regel mehr Zeit, um ein gesundes Urvertrauen aufzubauen. Mutter und Kind brauchen manchmal viele Jahre, um ihre Gefühle zu verarbeiten. Jene können häufig nicht genügend thematisiert werden, da das soziale Verständnis dafür weitgehend fehlt. Dabei wäre es für den Bewältigungsprozess der Mutter wichtig, darüber zu reden und in ihrer Trauer professionell begleitet zu werden.

Ein erfolgreicher, früher Bindungsaufbau zwischen Mutter und Kind beeinflusst also das mütterliche Verhalten und ihr Selbstwertgefühl positiv. Dasselbe gilt auch für die Väter; dazu später noch mehr. Da sogar bei einem adoptierten Kind der Bindungsaufbau gut gelingen kann, sind es jedoch weder ein Zeitpunkt noch biologische oder genetische Faktoren, die ausschließlich bestimmend wirken. Es sind vielmehr die innere Bereitschaft, die gemeinsam verbrachte Zeit, die feinfühlige Betreuung und intensive physische Nähe, die die Bindung positiv unterstützen. Die Geburt eines Kindes und die damit verbundenen physiologischen Reaktionen alleine garantieren noch nicht, dass eine Mutter sich wirklich fürsorglich verhalten wird. Viel entscheidender ist, wie das Zusammensein nach der Geburt gestaltet wird. Grundsätzlich lässt sich sagen, dass die menschliche Mutter je nach Ressourcen, sozialer Unterstützung und Bildungsstand mehr oder weniger in der Lage ist, die negativen Folgen einer frühen Trennung zu überwinden.[45]

Das gesellschaftliche Bewusstsein für den Aufbau einer gelungenen Eltern-Kind-Bindung und für die dazu nötigen Umstände wächst zum Glück zunehmend. Bindungsmuster werden jedoch oft noch unreflektiert von Generation zu Generation weitergegeben. Im besten Fall stehen einem Kind zwei emotional gefestigte und bindungssichere Elternteile zur Verfügung, an die es sich wiederum sicher binden kann. Sind Eltern jedoch selbst unsicher gebunden, fällt es ihnen oft schwer, die Bedürfnisse des Kindes zuverlässig zu erfüllen.[46] Meist unbewusste »Erinnerungen« an frühkindliche Traumata können bei den Eltern zu Hilflosigkeit, Überforderung und Vermeidungsverhalten führen. Es kann angenommen werden, dass sich die weitverbreitete Praxis des 20. Jahrhunderts, die Mutter und das Kind sofort nach der Geburt zu trennen, auf die Mütter von heute auswirkt.[47] Die frühen Verlassenheitserfahrungen verankern sich tief in der Gefühlswelt und sind dem bewussten Erinnern kaum zugänglich. Diese schmerzlichen Erfahrungen zu verarbeiten und somit hinter sich zu lassen kann idealerweise die Weitergabe von Verletzungen verhindern und der zukünftigen Generation einen glücklichen Beginn des Lebens mit viel Zuwendung, Nähe und Geborgenheit ermöglichen.

»Glucke« ist ein Begriff aus der Tierwelt und bezeichnet eine Mutterhenne, die ihre Küken wärmt, füttert und beschützt. Umgangssprachlich werden auch Menschenmütter so bezeichnet, die sich intensiv um ihre Kinder kümmern. Was in der Tierwelt eine durchaus überlebensnotwendige Funktion hat, wird bei den Menschen interessanterweise belächelt oder sogar kritisiert. Wird eine Mutter als »Glucke« bezeichnet, ist das keineswegs als Kompliment für ihren wertvollen Einsatz gemeint. Vielmehr wird ihr der Vorwurf gemacht, sie würde ihre Kinder mit ihrer übermäßigen und eigentlich unnötigen Fürsorge erdrücken.

Mit der Nähe in der Mutter-Kind-Beziehung verhält es sich wie folgt: Je intensiver Mutter und Kind gleich nach der Geburt zusammen sein können, desto besser finden sich beide in der neuen Aufgabe bzw. Welt zurecht. Zum Glück wird seit mehreren Jahren zumindest in fortschrittlichen Kliniken die Wichtigkeit des Körperkontaktes aufgrund überzeugender wissenschaftlicher Untersuchungen zunehmend anerkannt. Heute werden neugeborene Babys häufig gleich auf den Bauch der Mutter gelegt. Wartet die Mutter eine Weile, beginnt ihr Baby von sich aus zur Brust zu robben und an der Brustwarze zu saugen. Dieses erste Stillen sollte innerhalb kurzer Zeit nach der Geburt erfolgen.

Mütter, die sich voll und ganz auf die Mutterschaft einlassen, erleben eine regelrechte Symbiose mit ihrem Kind. Das Kind riecht so vertraut und fühlt sich so gut an, dass es nicht als fremdes Wesen, sondern als Erweiterung des eigenen Körpers, der eigenen Person wahrgenommen wird. Das Bedürfnis, das Kind zu halten, zu stillen und zu streicheln ist enorm groß, so dass jede längere Trennung als bedrohlich betrachtet wird. Müttern, die solche Empfindungen äußern, wird dann oft unterstellt, sie würden zu sehr an ihrem Kind klammern und es in seiner Selbständigkeitsentwicklung behindern. Gesellschaftliche Vorstellungen lassen Zweifel aufkommen, ob dieser symbiotische Zustand richtig ist, und veranlassen gerade unsichere Mütter, immer wieder (innerlich und äußerlich) auf Distanz zu gehen. Diese mütterlichen Empfindungen entsprechen jedoch einem uralten Programm, das bei idealen Bedingungen autonom abläuft. Durch die modernen, völlig veränderten Lebensumstände mögen manche dieser Emotionen auf den ersten Blick keinen Sinn mehr ergeben, bei genauerem Hinsehen sind sie aber auch heute noch sehr wichtig und unterstützen den Aufbau einer gesunden Mutter-Kind-Beziehung.

Es ist absolut nichts falsch daran, wenn Mütter ihre Babys ungern hergeben, sich selbst überlassen oder sich längere Zeit von ihnen trennen. Diese Mütter sind keine »Glucken«, die nicht loslassen können und ihrem Kind mit ihrem Verhalten später die Loslösung erschweren werden. Im Gegenteil: Über die ganze Menschheitsgeschichte hinweg war es die mütterliche Aufgabe, Babys vor Gefahren zu schützen.

»Seit mehr als 35 Millionen Jahren ist Sicherheit für Primatenkinder [also auch Menschenkinder, d.V.] gleichbedeutend damit, Tag und Nacht ganz nahe bei ihren Müttern zu bleiben. Wer den Kontakt verlor, war so gut wie tot. Dies erklärt, warum selbst heute noch die Trennung von einer vertrauten Pflegeperson bei einem Kind zunächst Unruhe verursacht, dann Verzweiflung, Wut und schließlich Hoffnungslosigkeit. [...] Die sensorische und kognitive Ausstattung moderner Kinder, die Panik, die sie in Trennungssituationen immer noch erfasst, sind das Destillat unzähliger vergangener Leben, in denen jene Kinder die größten Überlebenschancen besaßen, die es schafften, eine Trennung von ihren Müttern zu verhindern.«[48]

Die Mutter durchläuft dieselben unangenehmen Gefühle, wenn sie ihr Kind nicht bei sich hat. Das ist höchst sinnvoll, weil ja hauptsächlich sie über Nähe und Distanz entscheidet. Für einen Säugling ist der Körper der Mutter zunächst die ganze Welt. Hier fühlt er sich sicher und geborgen. In der Nähe ihres Herzens getragen (tatsächlich tragen die meisten Mütter ihr Kind instinktiv immer links und haben in der linken Brust die größere Milchproduktion), durch den Herzschlag und die Wärme des mütterlichen Körpers beruhigt, sind die meisten Babys zufrieden, was sich wiederum positiv auf das Wohlbefinden und die Selbstsicherheit der Mutter auswirkt.

Auch für die Mutter wird – zumindest für einige Zeit – das Kind zum Zentrum ihres Lebens. Sie wird sich nicht wirklich wohl fühlen, wenn sie nicht weiß, wie es ihrem Kind geht und ob es gut betreut ist.

> **Ich kann mich gut erinnern, wie ich hochschwanger meinem Mann eröffnete, nach der Geburt wolle ich, sobald ich wieder fit sei, drei Abende pro Woche »frei« haben. Sobald mein Sohn aber da war, wollte ich gar nicht mehr weg. In den ersten sechs Monaten bin ich nur an drei Abenden insgesamt wirklich weg gewesen – und zwei davon waren für einen Erste-Hilfe-Kurs für Kinder reserviert.**
> **Anfangs konnte ich den ganzen Abend an nichts anderes denken als daran, wie es meinem Sohn wohl gerade gehe. Ich konnte die »freien« Stunden einfach nicht genießen. Sogar als er schon fast neun Monate alt war, fiel es mir noch sehr schwer, mich zu verabschieden.**
> **Jetzt, da er älter wird, fällt es mir immer leichter, und ich genieße es auch, einmal ein paar Stunden für mich alleine zu haben. Ich spüre, dass er mich weniger intensiv braucht, er selbst auch Trennungen sucht und zulässt. So kann ich mir nun auch besser vorstellen, wieder zu arbeiten. Am leichtesten fällt es mir, wenn in dieser Zeit mein Mann oder meine Mutter zu unserem Sohn schauen, weil ich mir da ganz sicher bin, dass sie ihn ähnlich wie ich betreuen.**[49]

Mütter, die in der ersten Zeit nach der Geburt mehr Nähe zu ihrem Kind zulassen, tun sich auch Wochen oder Monate später schwerer, Zeit ohne das Kind zu verbringen. Dieses Phänomen verstärkt sich noch bei stillenden Müttern. Stillen, Nähe und Körperkontakt machen eine Mutter im positivsten Sinn des Wortes süchtig.[50] Und genau diese Tatsache, die von westlichen Müttern eher verleugnet denn zugegeben wird, ist eine optimale Einrichtung der Natur, um das Wohlergehen und die Sicherheit des Kindes zu gewährleisten. Selbstverständlich ändert sich die Mutter-Kind-Beziehung, wenn das Kleinkind in die Phase der Selbständigkeitsentwicklung kommt.

Dass die Natur Mechanismen vorgesehen hat, um Mütter dazu zu animieren, ihre Babys nahe bei sich zu tragen und häufig zu stillen, hat nichts mit Moral zu tun. Es geht hier nicht um gut oder schlecht, es geht einzig und allein um biologisch sinnvoll oder eben nicht. In der Fachwelt spricht man von natürlicher Selektion: Das bedeutet, dass bestimmte Merkmale und – in diesem Fall mütterliche – Verhaltensweisen sich insofern bewährt haben, als dank ihnen sehr viele Nachkommen überlebt und weitere Kinder gezeugt haben. Andere Kinder, deren Mütter aus irgendeinem Grund weniger fürsorglich waren, sind schon früh gestorben und konnten ihren genetischen Zweig nicht fortsetzen. Stillen war über Jahrtausende ein zentrales Kriterium dieser natürlichen Selektion. Moderne Mütter sind aus vielfältigen Gründen weder fähig noch gewillt, sich hundertprozentig nach dem evolutionären Modell zu verhalten. Das ist nicht unbedingt tragisch, sofern die Bedürfnisse des Kindes zuverlässig erfüllt werden.

2. Die Rückkehr der Stillkunst

2.1 Die Stillförderung im 20. und 21. Jahrhundert

Die Kunst des Stillens ging mit der zunehmend frühen Trennung von Mutter und Kind seit den ersten Hochkulturen langsam verloren,[1] bis im 19. Jahrhundert in vielen Regionen Europas kaum noch gestillt wurde. Die Säuglingssterblichkeit nahm besorgniserregende Ausmaße an; bei nicht-gestillten Kindern war sie mehr als doppelt so hoch.[2]

Die Fachwelt verfügte zwar bereits Anfang des 20. Jahrhunderts über wertvolle Kenntnisse der Mutter-Kind-Bindung; während des Nationalsozialismus wurden jedoch so viele jüdische Ärzte ermordet oder ins Exil verbannt und wichtige Werke verbrannt, dass dieses Wissen größtenteils verlorenging. Die Lücke wurde unter anderem von der deutschen Ärztin Johanna Haarer und ihrem bis in die 1990er Jahre veröffentlichten Standardwerk »Die deutsche Mutter und ihr erstes Kind« gefüllt.[3] Während die Wichtigkeit der Ernährung mit Muttermilch für die physische Entwicklung des Kindes große Beachtung fand, wurde die Bedeutung der Nähe und liebevollen Zuwendung für die emotionale Entwicklung völlig ignoriert. Mütter wurden auf eine im Gegensatz zu heute wahrhaft penetrante Weise zum Stillen ihrer Kinder gedrängt. Ziel war es, eine gesunde und starke arische Rasse hervorzubringen. Gleichzeitig war man bestrebt, das Selbstvertrauen und den Willen der Nachkommen schon im Kindesalter zuverlässig zu brechen und sie zu fügsamen Bürgern zu formen. Mütter wurden aufgefordert, ihren Kindern so wenig fürsorgliche Zuwendung wie möglich zukommen und sie regelmäßig schreien zu lassen. Gefüttert wurde strikt nach Zeitplan, möglichst ohne liebevollen Blickkontakt und Zärtlichkeit, dazwischen wurden die Kinder weitgehend sich selbst überlassen.[4]

Die von den Nationalsozialisten propagierte Stillbegeisterung ging in der Nachkriegszeit stark zurück und die Motivation, Mütter beim Stillen ihrer Kinder zu unterstützen, war so gering, dass viele gar nicht erst damit begannen. Bereits Ende des 19. Jahrhunderts hatte die Erfindung einer erstmals brauchbaren künstlichen Säuglingsmilch für eine kleine Revolution gesorgt. Die Ersatznahrung war allerdings schwierig herzustellen und noch so schwer verdaulich, dass viele Kinder diese neue Ernährungsform nicht überlebten.[5] Erst durch bestimmte chemische Verfahren konnte der Proteingehalt in der Kuhmilch reduziert und für den kindlichen Verdauungstrakt aufnahmetauglich gemacht werden. Künstliche Säuglingsmilch war bald überall erhältlich und konnte schließlich auch zu Hause einfach angerichtet werden. Das wirtschaftliche Wachstum der Säuglingsnahrungsindustrie hat sich in den folgenden Jahrzehnten auf die weltweite Stillrate sehr negativ ausgewirkt.

Begleitet wurde der Rückgang des Stillens durch weitverbreitete Infektionen, von denen Mütter und Kinder nach der Geburt im Krankenhaus betroffen waren. Die Kinderheilkunde verlagerte sich zunehmend ins Labor, und das Wissen über die natürliche Ernährung mit Muttermilch ging weitgehend vergessen.[6] Die Wichtigkeit der Mutter-Kind-Bindung verlor völlig an Bedeutung, stattdessen wurden übertriebene Hygienevorschriften eingehalten, die zu belastenden Trennungen von Mutter und Kind gleich nach der Geburt führten. Stillende Mütter durften ihre Babys tagsüber alle vier Stunden kurz bei sich haben und an die Brust nehmen, nachts wurden beide durchgehend getrennt.[7] Mütter, deren Kinder mit künstlicher Säuglingsmilch ernährt wurden, bekamen diese häufig tagelang nicht zu Gesicht und verließen das Spital nach einer Woche oder mehr mit einem völlig fremden und verstörten Kind.[8]

In den 1950er Jahren kam es in den USA zu einer Stillrenaissance; diese Bewegung setzte sich in den 1970er Jahren in Deutschland und weiteren europäischen Ländern fort. Einen wichtigen Beitrag zur Entstehung der modernen Stillförderung leistete die internationale, politisch und konfessionell unabhängige Stillorganisation La Leche League. Stillberaterinnen, die über eigene Stillerfahrung verfügen und eine Ausbildung absolvieren, geben ihr Wissen »von Mutter zu Mutter« weiter; entweder in Form von Telefon- oder E-Mail-Beratung oder an regelmäßigen Stilltreffen. Im Austausch mit anderen stillenden Müttern und durch die fachliche Begleitung einer erfahrenen Beraterin können Mütter das Stillen erlernen. Sie werden in ihrem Muttersein gestärkt, erhalten wertvolles Wissen sowie Verständnis für die kindliche Entwicklung und fühlen sich mit ihren Sorgen nicht mehr so allein.

Stillen rückte zunehmend auch in den Fokus des medizinischen Interesses, so dass Mitte der 1980er Jahre ein neuer Berufszweig entstand: die Still- und Laktationsberaterin IBCLC.[9] Diese unterstützen neben Hebammen, Pflegepersonen und Kinderärzten Mütter im Stillen und im Umgang mit ihren Kindern.

Vor rund sechzig Jahren wurden in Europa und Nordamerika Kinder wenn überhaupt nur ganz kurz gestillt. Als in den 1970er Jahren die Stillförderung initiiert wurde, nahm die Anzahl gestillter Kinder wieder zu, wodurch die Kindersterblichkeit weltweit beachtlich sank.[10]

Als die Stillförderung ins Leben gerufen wurde, waren folgende Stillhindernisse weit verbreitet:

— Kaum Vorbereitung der schwangeren Mütter auf das Stillen.
— Trennung von Mutter und Kind gleich nach der Geburt.
— Zu lange Pausen zwischen den Stillmahlzeiten. Man ging davon aus, dass nicht häufiger als alle vier Stunden gestillt werden durfte, weil die ursprünglich sehr schwer verdauliche künstliche Säuglingsnahrung nicht häufiger verabreicht werden durfte.
— Nächtliche Trennung von Mutter und Kind und keine nächtlichen Stillmahlzeiten, damit sich die Mütter »erholen« können.

- Früher und häufiger Einsatz von Schnuller und Saugflasche.
- Fehlende und falsche Informationen zum Stillen.
- Häufige Untergrabung des mütterlichen Selbstwertgefühls durch starke Bevormundung seitens der Fachpersonen.
- Die Angst, ein Kind mit zu viel Zuwendung zu »verwöhnen«, war allgegenwärtig. Man war der Überzeugung, dass unter anderem eine frühere Selbständigkeit erzielt werden könne, indem man ein Kind zwischendurch schreien ließ, strikte Schlafens- und Fütterungszeiten vorgab.

Folgen dieser unangepassten Maßnahmen waren eine große Verunsicherung bei Mutter und Kind, ein rascher Rückgang der Milchproduktion (falls diese überhaupt aufgebaut werden konnte), ein frühes Zufüttern und Abstillen.

Unzählige Mütter waren davon überzeugt, dass sie aufgrund persönlichen Versagens nicht fähig seien zu stillen und dass sie damit zur großen Mehrheit gehören. Außerdem half die Säuglingsnahrungsindustrie tatkräftig mit, die »Vorteile« der Pulvermilch anzupreisen und auf die vermeintlichen Nachteile des Stillens (zum Beispiel eine zu hohe Schadstoffbelastung in der Muttermilch und ein Hängebusen nach der Stillzeit) hinzuweisen.

1992 haben UNICEF und die Weltgesundheitsorganisation WHO die »Baby-Friendly Hospital Initiative« lanciert, um diese Zustände zu verbessern. Weltweit wurden zunehmend mehr Krankenhäuser, die sich an bestimmte Richtlinien halten mussten, sogenannt »still- oder babyfreundlich«.[11]

Die zehn Schritte zum erfolgreichen Stillen, vereinbart durch die UNICEF und die WHO, sind:

1. Das Pflegepersonal für Mutter und Kind erhält schriftliche Richtlinien zur Förderung des Stillens.
2. Es erhält regelmäßig Aus- und Fortbildung.

3. Alle schwangeren Frauen werden über die Vorteile und die Praxis des Stillens informiert.
4. Den Müttern wird ermöglicht, ihr Kind innerhalb der ersten Stunde nach der Geburt anzulegen.
5. a) Den Müttern wird gezeigt, wie sie erfolgreich stillen können, auch wenn sie zeitweise von ihrem Kind getrennt sind. b) Mütter von Frühgeborenen, kranken und behinderten Neugeborenen, die noch nicht an der Brust saugen können, erhalten spezielle Hilfe zur Förderung des späteren Stillens.
6. Säuglinge, die gestillt werden, erhalten nur zusätzliche Nahrung, wenn es aus medizinischen Gründen notwendig ist.
7. Dank Rooming-in können Mutter und Kind 24 Stunden pro Tag zusammen sein; die Geburtsklinik gewährleistet dies.
8. Das Stillen wird dem Rhythmus des Kindes angepasst.
9. Saughütchen, Saugflaschen und Schnuller werden in den ersten Tagen nach der Geburt vermieden, später nur falls nötig eingesetzt.
10. Kontakte zu Stillgruppen, Hebammen, Stillberatungsstellen sollen nach dem Verlassen des Spitals gepflegt und die Mütter auf diese Hilfen aufmerksam gemacht werden.

Vor allem das Einführen des Rooming-in, das Zusammensein in der Klinik von Mutter und Kind rund um die Uhr, hat sich positiv auf die Stillbeziehung und die Mutter-Kind-Bindung ausgewirkt und wird vom Großteil der Familien sehr geschätzt. Gerade dieser Fortschritt geriet aber kürzlich wieder in die Kritik, weil die Mutter sich so angeblich nicht genügend erholen könne. Da Säuglinge in der ersten Zeit noch fast stündlich aufwachen und oftmals auch gestillt werden möchten, ist die Mutter diesbezüglich auch nachts gefordert. Die Forderung, die stillende Mutter nach der Geburt nachts in Ruhe durchschlafen zu lassen, ist verständlich, aber leider in Bezug auf das Stillen äußerst kontraproduktiv. Gerade in der ersten Zeit nach der Geburt ist häufiges Ansetzen das A und O zum Erfolg: So kommt die Milchproduktion in Gang, eine unangenehme Brustdrüsenschwellung wird verhindert und das Baby lernt durch die ständige Übung das korrekte Saugen an der Brust. Viel hilfreicher als Mutter und Kind nachts zu trennen, ist es, der Mutter zu zeigen, wie sie bequem liegend stillen und sich dabei erholen kann.

2.2 Stillförderung muss mutterzentriert sein

Die Empfehlung der WHO hinsichtlich der Stilldauer lautet, ein Kind in den ersten sechs Monaten ausschließlich und danach bis zum zweiten Geburtstag oder darüber hinaus weiterzustillen.[12]

In der Schweiz werden nach der Geburt 94 Prozent der Babys ausschließlich oder teilweise gestillt, das heißt, einige Babys erhalten neben der Muttermilch noch künstliche Säuglingsnahrung oder andere Flüssigkeiten. Ein halbes Jahr später sind es noch 60 Prozent, die teilweise, aber nur noch 14 Prozent, die ausschließlich gestillt werden und nie etwas anderes als Muttermilch erhalten haben. Dank verbesserter Stillförderung konnte die Stilldauer in der Schweiz von 1994 bis 2003 deutlich gesteigert werden.[13] Die meisten westlichen Babys werden jedoch nicht gemäß den WHO-Richtlinien gestillt. Der Großteil der Mütter verwendet, frei- oder unfreiwillig, schon nach wenigen Wochen Ersatznahrung. Dieser Umstand und die eher ernüchternden Zahlen zeigen die Notwendigkeit, das Stillen weiterhin zu unterstützen. Die Frage, die sich aufgrund der Stillzwang-Diskussion unweigerlich stellt, ist jedoch, ob wirklich alle Mütter optimal betreut werden und wie Stillen gefördert werden kann, ohne Druck auszuüben.

Das Ansetzen meines Kindes an die Brust war von Anfang an schwierig. Unsere Tochter saugte nicht korrekt, was dazu führte, dass bei jedem Stillen eine Hebamme oder Stillberaterin anwesend war, an meinem Kind herumriss und meine Brust in

Position drückte. Ich kam mir völlig daneben vor und konnte mich nicht entspannen. Das tägliche Wägen brachte keine Erleichterung; da unsere Tochter ständig abnahm, verstärkte sich bei mir der Stress. Die Angst, dass das Stillen nicht klappen könnte und ich nicht fähig sein würde, unser Kind zu ernähren, versetzte mich in eine Art Panik. Zwar setzte nach drei Tagen der Milchspendereflex ein, aber unsere Tochter saugte weiterhin eher desinteressiert an der Brust und regte sich nach kurzer Zeit schrecklich auf. Dann schrie sie wie am Spieß, was meinen Stress verstärkte.

Die Milchmenge ging zurück, was dazu führte, dass unsere Tochter sich an der Brust noch mehr aufregte. Die Empfehlung der Hebamme lautete, mindestens alle zwei Stunden zu stillen. So war ich rund um die Uhr nur noch damit beschäftigt, unsere Tochter irgendwie an die Brust zu pressen und dann frustriert festzustellen, dass sie nur wenige Milliliter getrunken hatte. Nach dem Stillen sollte ich die restliche Milch abpumpen, um ihr diese mit einem Becher zu geben. Mit der Pumpe kam aber kaum noch Milch und beim Anblick der kläglichen Menge fühlte ich mich noch verzweifelter. Ich wurde zunehmend unsicher, kam mir als Versagerin vor und verlor das Vertrauen in mich selbst. Die Hebamme wollte uns helfen, aber es wurde einfach nicht besser. Ich traute mich nicht zu sagen, dass mir alles zu viel wurde.

Eine Zeitlang tat ich mein Bestes: ansetzen, wägen, abpumpen, mit dem Becher füttern, herumtragen, weil unsere Tochter schrie, bis sie einschlief. Kurze Zeit später begann das Ganze von vorne. Ich merkte irgendwann, dass ich nur noch damit beschäftigt war, bei mir Milch heraus- und in meine Tochter hineinzubekommen. Ich kam gar nicht mehr dazu, es zu genießen, dass wir jetzt ein Kind hatten. Dabei hatten wir uns doch so darauf gefreut. Während der Schwangerschaft hatte ich mich bereits als strahlende Mutter mit einem ebenso glücklichen Kind gesehen. Die Realität war so anders: Ich hatte das Gefühl, unsere Tochter lehne mich ab, indem sie sich weigerte, an meiner Brust zu trinken.

Außerdem fühlte ich mich sehr einsam. Ich konnte keinen Besuch empfangen und auch das Haus kaum verlassen, da das ewige Pumpen und Ansetzen mich total in Anspruch nahm. Da sie viel schrie, hatte ich das Gefühl, eine miserable Mutter zu sein. Erstens konnte ich sie nicht richtig ernähren, zweitens war ich nicht einmal imstande, sie zu beruhigen. Es war ein Teufelskreis, und meine Einstellung dem Stillen gegenüber wurde immer negativer.

Bei einem Kontrollbesuch klagte ich mein ganzes Leid der Kinderärztin, die mich ermutigte, dem Stress ein Ende zu setzen. So habe ich unsere Tochter nach drei Wochen abgestillt. Ich war wie erlöst und habe zum ersten Mal angefangen, mir über andere Dinge Gedanken zu machen als meine ständige Sorge, dass unsere Tochter zu wenig zunehmen und ich zu wenig Milch haben könnte.

Dafür litt ich von nun an unter einem schlechten Gewissen und Schuldgefühlen. Wenn ich heute an diese Zeit zurückdenke, bin ich traurig, dass das Stillen nicht geklappt hat. Ohne jemandem die Schuld zu geben, denke ich, dass wir es geschafft hätten, wenn wir von Anfang an gut betreut worden wären. Aber für mich war es totales Neuland, und ich fühlte mich all den Fachpersonen völlig ausgeliefert. Ich wusste ja auch nicht, wessen Empfehlungen ich umsetzen sollte und wem ich vertrauen konnte. Als unerfahrene Mutter ist man so hilflos und hofft einfach, dass die anderen wissen, was zu tun ist. Es heißt immer so schön, Mütter sollen einfach auf ihren Instinkt hören. Ich habe rein gar nichts mehr gespürt, nur noch diesen Stress und diese unerträgliche Angst, dass mein Kind verhungern könnte. Stillen war für mich keineswegs mit Glücksgefühlen verbunden, sondern eine scheinbar unüberwindbare Hürde. Das Abstillen erschien im ersten Moment als die Lösung, und ich hatte eine unglaubliche Wut auf alle, die mich davon abhalten wollten. Im Nachhinein bereue ich es und würde jeder Mutter raten, zuerst kompetente Unterstützung zu suchen, bevor sie diesen definitiven Entscheid trifft.[14]

Diese Erfahrung zeigt, dass hier ohne viel Feingefühl gehandelt und genau das Gegenteil von dem erzielt wurde, was für den Start einer idealen Mutter-Kind-Bindung wichtig ist. Der Fokus wurde so intensiv auf das »Funktionieren« des Stillens gesetzt, dass die Beziehung zwischen Mutter und Kind völlig vernachlässigt wurde. Anscheinend hat auch niemand das Gespräch mit der Mutter gesucht, sich für ihre Gefühle und Bedürfnisse interessiert und wertvolle Informationen vermittelt. Dadurch hätte bei der Mutter der Stress vermindert und das Stillen positiv unterstützt werden können.

Aus fachlicher Sicht lässt sich sagen, dass die Stillberatung inkompetent war. Die Hebamme, die die Mutter zu Hause betreute, war nicht mehr in der Lage, die anfänglichen Fehler und den unglücklichen Start auszugleichen. Trotz eigentlich hilfreicher Empfehlungen war die Mutter dem Stillen gegenüber zunehmend negativ eingestellt und fand keinen Ausweg aus der Stress-Spirale, sie empfand das Stillen nur noch als Leistungsdruck, dem sie nicht gewachsen war.

Aber auch Mütter, die in stillfreundlichen Krankenhäusern gebären, berichten von frühem Abstillen aufgrund scheinbar unlösbarer Stillprobleme und fachlich mangelhafter Betreuung. Auf die Schwierigkeit, einerseits das Stillen zu fördern und andererseits niemanden unter Druck zu setzen, werde ich noch eingehen. Es braucht von beiden Seiten dringend mehr Klarheit in der Kommunikation, damit nicht kontraproduktiv gearbeitet wird. Mütter, die ihre Stillhürden überwinden wollen, haben Anrecht auf eine kompetente Unterstützung. Mütter, die vom Stillen überfordert sind, haben genauso Anrecht auf eine respektvolle Begleitung beim Abstillen und beim Verarbeiten ihrer Gefühle. Trauer, Schuldgefühle und Neid sollen unbedingt thematisiert werden, sonst können sie unterschwellig noch jahrelang an der mütterlichen Psyche nagen. Zu entscheiden, ob eine Mutter zur ersten oder zur zweiten Gruppe gehört, ist in vielen Fällen ohne die Offenheit der Mutter nicht möglich. Solange Stillen in der westlichen Gesellschaft noch Starthilfe braucht (und das wird noch einige Jahre der Fall sein), wird es auch nicht zu vermeiden sein, dass manche Mutter zu viel gutgemeinte, für sie persönlich jedoch unstimmige Ratschläge erhält. Nach all den Generationen, in denen kaum noch gestillt wurde und das ganze Stillwissen weitläufig verlorengegangen ist, ist es sehr zu begrüßen, dass die Unterstützung nun vermehrt da und wertvolle Informationen zugänglich sind. Entscheidend ist jedoch, auf welche Weise die Mutter informiert und beim Stillen angeleitet wird.

Eine Hebamme sagte an einer Weiterbildung treffend: Wie soll eine Mutter entscheiden können, ob sie stillen will oder nicht, wenn sie es gar nicht versuchen konnte, wenn sie gar nie an den Punkt gelangt ist, an dem Stillen problemlos möglich ist und als etwas Schönes erlebt wird? Dazu sollte jeder Mutter, die sich nicht klar gegen das Stillen entscheidet, verholfen werden. Hat sie das erlebt, kann sie aufgrund eigener Erfahrung und Überzeugung gutinformiert weiter- oder abstillen.

Stillen unterscheidet sich insofern von anderen Aspekten der Mutter-Kind-Beziehung, als es im Leben einer Frau und Mutter eine einzigartige Erfahrung darstellt. Die innige Verbundenheit mit dem Kind lässt sich nicht ersetzen. Intensiver Körperkontakt kann zwar genauso beglückend sein, dennoch erleben Mutter und Kind dabei nicht dieselben Empfindungen wie beim Stillen. »Denn nicht nur der Hunger des Säuglings wird an der Brust gestillt, sondern auch sein Grundbedürfnis nach körperlicher Nähe, Zuwendung und Geborgenheit. Stillen ist eine Liebesbeziehung zwischen Mutter und Kind mit einem elementaren körperlich-sinnlichen Anteil. Es setzt in einzigartiger Weise die in der Schwangerschaft begonnene intensive körperliche und emotionale Beziehung zwischen der Mutter und ihrem Kind fort.«[15] Während andere Erfahrungen zu einem späteren Zeitpunkt nachgeholt werden können, muss eine Mutter sich jetzt entscheiden, ob sie stillen will oder nicht. Sie bekommt vielleicht, was in westlichen Familien jedoch immer seltener der Fall ist, mehrere Kinder und hat somit mehrere Chancen, aber bei diesem einen Kind hat sie nur diese *eine* Chance.[16]

Zwar ist es möglich, noch Wochen und Monate nach dem Abstillen das Stillen wiederaufzunehmen. Diese sogenannte Relaktation ist aber mit einem großen Aufwand verbunden und nur in seltenen Fällen erfolgreich. Für eine Mutter, die ihr Kind nicht stillt und dies zwei Jahre später bereut, gibt es kein Zurück mehr. Selbst wenn sie es schafft, die Milchbildung wieder anzuregen, wird ihr Kind kaum noch an der Brust trinken wollen. In einer Stillberatung berichtete mir eine Mutter, die ihr zweites Kind stillte, wie traurig sie darüber sei, dass sie ihr erstes Kind nicht habe stillen können.[17] Sie fragte mich, ob es möglich sei, ihre restliche Milch abzupumpen und dem älteren Geschwisterkind anstelle der täglichen Kuhmilch zu geben. Ich fand die Idee gut und animierte sie, es doch zu versuchen. Auch das größere Kind könnte von der Muttermilch profitieren und ganz nebenbei könnte die Mutter so vielleicht ihre Schuldgefühle, die sie ihm gegenüber empfand, verarbeiten. Kurze Zeit später meldete sie sich wieder und erzählte mir, dass sie ihr Vorhaben abgebrochen habe. Das erste Mal, als ihr erstes Kind die Muttermilch trank, schmeckte ihm diese. Als die Mutter ihm jedoch mitteilte, dass es ihre eigene, abgepumpte Milch sei, habe es sich geweigert, weiterhin davon zu trinken, und fand es ekelhaft.

Vielen Müttern ist nicht bewusst, dass die Entscheidung, schon früh abzustillen, auch Jahre später noch für sie von Bedeutung sein wird. Den Stillberaterinnen (und anderen beratenden Fachpersonen) ist es jedoch bewusst, und sie möchten den Müttern die spätere Enttäuschung ersparen. Viele Mütter sind denn auch im Nachhinein sehr glücklich darüber, dass sie die anfänglichen Stillhürden überwunden haben und ihr Kind auf erfüllende Weise stillen können.

Manche Mutter spürt jedoch, dass auf dem Weg zum erfolgreichen Stillen zu viele Hindernisse sind und sie setzt ihre Kräfte besser anders ein.

Ich habe mich bereits vor der Geburt auf das Stillen vorbereitet. Im Geburtsvorbereitungskurs war ein ganzer Abend dem Thema gewidmet, und ich erfuhr, dass angeblich jede Frau stillen kann. Meiner Meinung nach verfügte ich über mehr als genug Information.
Die Geburt dauerte lange, und ich erlitt einen großen Blutverlust, so dass ich danach in Vollnarkose operiert werden musste. In dieser Zeit betreute mein Mann unseren Sohn. Nachdem ich wieder zu mir gekommen war, lag er an meiner Brust und

saugte gut. Ich war erleichtert und dachte froh, dass das Stillen zum Glück klappte.

Ich musste eine ganze Woche im Spital bleiben, was ich anfangs genoss. Der ständige Personalwechsel und vor allem die völlig widersprüchlichen Empfehlungen in Bezug auf das Stillen irritierten mich jedoch zunehmend. Unser Sohn litt unter Gelbsucht und nahm stark ab. Er schlief oft friedlich, und ich hatte Mühe damit, dass er ständig geweckt wurde, weil er an der Brust trinken musste. Die Stillberaterin stellte eine Waage in mein Zimmer und war beim Stillen immer anwesend, um zu kontrollieren, ob unser Sohn auch gut an meine Brust angelegt war. So weckte ich ihn, stillte ihn, wog ihn, um festzustellen, dass er kaum etwas getrunken hatte und wieder eingeschlafen war – es kam zu einer stressigen Spirale. Ich fühlte mich furchtbar bevormundet, konnte mich aber nicht dagegen wehren.

Als er weiterhin an Gewicht verlor, nahmen sie ihn mir regelmäßig weg, um ihm Glukose und später abgepumpte Muttermilch mit einem Becher zu füttern. Ich wollte dies selbst tun dürfen und wartete darauf, endlich nach Hause entlassen zu werden, um ihm seine Milch mit einer Flasche geben zu können.

Das Stillen klappte immer schlechter. Ich war nervös, unser Sohn war nervös. Das ständige Abpumpen erlebte ich als unerträglich; es war so anders, als ich mir das Stillen vorgestellt hatte. Das Pumpen machte meine Brustwarzen wund, außerdem nahm es enorm viel Zeit in Anspruch.

Auch sonst fühlte ich mich schlecht, psychisch und körperlich. Ich hoffte, dass es mir nach dem Abstillen bessergehen würde. Milch hätte ich genug gehabt, aber unser Sohn trank zu schlecht an der Brust, um satt zu werden. So schob ich den Grund für die Stillprobleme auf ihn. *Er* kann es nicht, meinte ich.

Weder die Hebamme noch mein Mann setzten mich unter Druck zu stillen. Sie überließen die Entscheidung mir und akzeptierten diese. Genau das war aber auch schwierig für mich. Ich hätte jemanden gebraucht, der mir gesagt hätte, dass es doch nicht so schlimm sei, wenn ich abstille. Es war so schwierig für mich herauszufinden, was ich wollte.

So habe ich unseren Sohn nach zwei Wochen abgestillt. In der ersten Zeit danach hatte ich noch ambivalente Gefühle. Einerseits war ich froh, eine klare Entscheidung getroffen zu haben, andererseits quälte ich mich mit der Idee, dass es vielleicht doch geklappt hätte, wenn ich es noch ein bisschen länger versucht hätte. Im Nachhinein denke ich, dass es für mich vielleicht besser war, unseren Sohn nicht gestillt zu haben. Die intensive Nähe konnte ich schlecht ertragen, und ich war froh, nicht die ganze Zeit alleine für seine Bedürfnisse zuständig zu sein. So konnte mein Mann mir bei der Betreuung besser helfen. Auch durchgeschlafen hat unser Sohn vermutlich früher, als wenn ich ihn gestillt hätte. Ich hatte oft Mühe damit, dass er als Baby ein so starkes Nähebedürfnis hatte. In meiner Vorstellung sollte er doch satt und zufrieden im Bettchen liegen. Ich bin ein Mensch, der sich mit einem geregelten Rhythmus wohl fühlt. Besonders beim Stillen nach Bedarf wäre es nicht möglich gewesen, schon früh einen festen Zeitplan einzuführen.

Trotzdem hoffe ich, dass das Stillen beim nächsten Kind klappen wird, vielleicht, wenn ich eine einfachere Geburt haben werde und entspannter sein kann. Außerdem werde ich mich nicht mehr so bevormunden und verunsichern lassen. Ich werde viel eher sagen, wenn es für mich nicht stimmt und, falls wieder Probleme auftreten, früher abstillen. Denn wenn ich ganz ehrlich bin, habe ich schon früh gespürt, dass das Stillen nicht klappen wird. Ich konnte dies jedoch vor mir selbst und vor den anderen nicht zugeben. Das Hinauszögern der Entscheidung hat mich nur unnötige Kraft gekostet, die ich eigentlich gebraucht hätte, um mich körperlich zu erholen.

Ich erinnere mich an eine Nachtpflegerin, die mich mit den Worten alleine ließ: Rufen Sie mich, wenn Sie meine Hilfe brauchen! Das stärkte mein Selbstvertrauen, da sie mir zutraute, von mir aus das Richtige zu tun. Die anderen behandelten mich wie ein kleines Kind, das bei jedem Handgriff Anleitung brauchte. Vielleicht hätte es ja geklappt, wenn man uns einfach in Ruhe gelassen hätte.[18]

Stillförderung ist ein wichtiger Bestandteil des Gesundheitswesens. Aber sie muss sich an den individuellen Bedürfnissen der Mütter orientieren und ihnen helfen herauszufinden, was sie wirklich wollen. Egal, welche Entscheidung eine Mutter trifft: Wichtig ist, dass es ihre Entscheidung ist und dass sie diese auch Jahre später noch bejahen kann.

In einer Online-Umfrage geben von über 1000 Userinnen 68 Prozent an, dass unter deutschen Müttern Stillzwang herrsche.[19]

»Ich habe wirklich alles versucht, literweise Stilltee getrunken, Bockshornklee-Kapseln, abgepumpt, gefühlte tausendmal den Kleinen wieder angelegt… ohne großen Erfolg. Ich habe mich deswegen wirklich schlecht gefühlt, habe oft mit den Tränen gekämpft, wenn ich die Flasche gegeben habe (ich habe mich so austauschbar gefühlt) und auch nach einigen Wochen […] verletzen mich die abfälligen Blicke sehr, wenn ich öffentlich die Flasche gebe. Die meisten Menschen bewerten und verurteilen, ohne die Geschichte dahinter zu kennen«, schreibt eine Mutter. Eine andere meint: »Und wie es diesen Zwang gibt. Frauen, die sich bewusst gegen das Stillen entscheiden, werden regelrecht terrorisiert. Bei mir war das der Fall, und ich habe besonders im Wochenbett sehr darunter gelitten und mich auch später immer wieder vor Wildfremden rechtfertigen müssen. Ich bekomme jetzt noch so eine Wut, wenn ich daran denke, wie mir die erste Zeit mit meinem Baby dadurch vergällt wurde.«

Die andere Hälfte der Mütter berichtet bei dieser Diskussion davon, dass sie gerne stillen und keinen Druck diesbezüglich erlebt haben. Sie würden vielmehr dazu gedrängt, endlich abzustillen. Bei den meisten dieser Mütter ist viel Toleranz respektive kaum Kritik der ersten Gruppe gegenüber zu spüren.

Einen Still*zwang* im Sinne einer Still*pflicht*, so wie es in gewissen Ländern Impf- oder Schulpflicht gibt, gibt es zum Glück nicht. Mütter sind tatsächlich frei zu entscheiden, ob sie ihr Kind mit Muttermilch oder künstlicher Säuglingsmilch ernähren wollen. Und trotzdem taucht der Begriff Stillzwang immer wieder auf. Bei ähnlich emotionalen Themen wie Impfen und Schulbildung gibt es sowohl Gegner als auch Befürworter, die sich gegenseitig mit ihren Haltungen zu überzeugen versuchen. Beim Stillen hingegen gibt es keine überzeugenden Gegner; tatsächlich scheint alles dafür zu sprechen. Nur einige wenige Erkrankungen respektive Therapieformen und anatomische Gegebenheiten machen das Stillen unmöglich. Neuere Untersuchungen belegen, dass die Schadstoffkonzentration in der Muttermilch in den letzten Jahren stark gesunken ist.[20] Es ist in jedem Fall vorzuziehen, ein Kind zu stillen, sogar wenn die Mutter Raucherin ist und ab und zu ein Glas Wein trinkt.

Stillen ist also das Beste für das Kind – daraus folgt der Schluss: Nicht-Stillen ist *nicht* das Beste. Nun wollen aber alle Mütter das Beste für ihr Kind, und wenn – aus welchem Grund auch immer – nicht gestillt werden kann, ist der Konflikt vorprogrammiert.

Wenn ich alle Mütter ganz grob in drei Bereiche aufteile, dann sind das erstens diejenigen, die nicht stillen wollen und entweder gar nicht erst damit beginnen oder bereits nach wenigen Tagen abstillen. Diese erste Gruppe von Müttern hat vielleicht schon vor der Geburt ganz klar entschieden, dass sie nicht stillen möchte, oder sie versuchen es, geben aber rasch und entschieden auf, wenn es sich als zu schwierig herausstellt. Die zweite Gruppe möchte stillen, ist aber mit Stillproblemen konfrontiert. Die Hälfte davon sind Mütter, die trotz Schwierigkeiten weiterstillen und motiviert versuchen, Lösungsvorschläge umzusetzen. Die andere Hälfte ist innerlich nicht völlig vom Stillen überzeugt. Diese Mütter würden zwar gerne stillen, aber oft erscheinen die Hürden unüberwindbar, so dass trotzdem abgestillt wird. Bei der dritten Gruppe von Müttern klappt das Stillen mehr oder weniger problemlos.

Von einem Stillzwang berichten vor allem diejenigen Mütter, die stillen möchten und auch damit beginnen, bei denen es dann aber aus irgendeinem Grund nicht klappt. Da sie in erster Linie die Bereitschaft gezeigt haben, das Stillen immerhin zu versuchen, werden sie oft auch mit einer Stillberatung konfrontiert. Bei Müttern, die genau wissen, dass sie nicht stillen möchten und das klar formulieren, wird dieser Entscheid in der Regel auch akzeptiert und das Thema ruhen gelassen, zumindest von kompetenten Fachpersonen.

Ob eine Mutter sich unter Druck gesetzt fühlt, ihr Kind zu stillen oder ob sie sich von ihrer Umgebung unterstützt und getragen fühlt, hängt von vielen Faktoren ab, die sowohl von außen als auch von innen auf die Mutter einwirken. Bevor ich auf all diese Faktoren, die Stillerfahrung und die Gefühle einer Mutter mitbestimmen, eingehe, möchte ich mich den verschiedenen Stillproblemen widmen.

3. Stillprobleme

3.1 Warum ist Stillen so schwierig geworden?

Der Mediziner, Anthropologe und Humanethologe Wulf Schiefenhövel lebte und forschte viele Jahre lang bei den Eingeborenen in Papua-Neuguinea. Die von ihm beobachtete Volksgruppe, deren Vorfahren vor bereits 50·000 Jahren dort ankamen, lebt noch weitgehend auf ursprüngliche Weise und ist für Anthropologen von großem Interesse. Schiefenhövel befasste sich intensiv mit der dort gelebten, dem evolutionären Modell entsprechenden Mutter-Kind-Bindung. Schwangere Frauen sind bis zur Geburt aktiv in das normale Leben eingebunden, es kommt zu keinerlei Pathologisierung dieses natürlichen Prozesses. Die Geburt selbst findet in Gegenwart anderer Frauen statt, die der Mutter jedoch nur im Notfall behilflich sind. In der Regel gebären die Frauen ihre Kinder ohne äußeres Zutun, warten nach der Geburt, bis sich die Plazenta gelöst hat und durchtrennen dann eigenhändig die Nabelschnur. Von da an befindet sich das Neugeborene in engem Körperkontakt zur Mutter und wird nach Bedarf gestillt. Das Wochenbett hat eine ganz besondere Bedeutung, in der Mutter und Kind fürsorglich von anderen Frauen betreut werden. Der Vater ist in das Geschehen involviert, indem er auf die Jagd geht, um Nahrung für die Mutter zu beschaffen. Stillprobleme, so Schiefenhövel, sind eine absolute Ausnahme. Das nötige »Wissen« wird schon als Kind durch die tägliche Beobachtung stillender Mütter erworben und von Generation zu Generation weitergegeben. Kinder werden zwischen zwei und drei Jahre lang gestillt. Die stark kindzentrierte Form der Säuglingsbetreuung, bei der die Bedürfnisse eines Kindes prompt und zuverlässig erfüllt werden, führt keineswegs zu »kleinen verwöhnten Tyrannen«; im Gegenteil die Kinder werden sehr rasch zu kooperativen Mitgliedern ihrer sozialen Gemeinschaft.[1]

In den Industrienationen ist Stillen längst nicht mehr die »natürlichste Sache der Welt«.[2] Die Wichtigkeit des Stillens ist unterdessen wissenschaftlich durch zahlreiche Studien untermauert, Stillberatung ist überall zugänglich; trotzdem stillen viele Frauen nach kurzer Zeit enttäuscht ab. Warum fällt vielen westlichen Müttern das Stillen heute so schwer?

Die meisten heutigen Mütter wurden als Kind sehr wahrscheinlich nicht oder nur ganz kurz gestillt. Es kann sehr schwierig sein, etwas weiterzugeben, das man selbst nicht erfahren hat. Die Fähigkeit zu stillen (und der Betreuung des Kindes ganz allgemein) ist nicht einfach angeboren; sie muss erlernt werden. Eine entscheidende Rolle spielt dabei die eigene Kindheitserfahrung.

1996 machte der italienische Forscher Giacomo Rizzolatti folgende Beobachtung: Er ließ Affen nach einer Nuss greifen und beobachtete gleichzeitig ihre Hirnaktivität. Jedes Mal, wenn ein Affe nach der Nuss griff, wurden bestimmte Nervenzellen aktiviert, das heißt bestimmte Neuronen feuerten Signale ab. Diese feuerten nur dann, wenn der Affe nach der Nuss griff. Diese Zellen waren also für eine bestimmte Handlung vorgesehen. Nun ließ der Forscher einen anderen Affen beobachten, wie der erste nach der Nuss griff. Die erstaunliche Entdeckung: Beim Affen, der nur beobachtete, lief genau der gleiche Vorgang im Gehirn ab wie beim Affen, der die Handlung tatsächlich durchführte. »Die Sensation war, dass es so etwas wie eine neurobiologische Resonanz gibt: Die Beobachtung einer durch einen anderen vollzogenen Handlung aktivierte im Beobachter, in diesem Fall dem Affen, ein eigenes neurobiologisches Programm, und zwar genau das Programm, das die beobachtete Handlung bei ihm selbst zur Ausführung bringen könnte. Nervenzellen, die im eigenen Körper ein bestimmtes Programm realisieren können, die aber auch dann aktiv werden, wenn man beobachtet oder auf andere Weise miterlebt, wie ein anderes Individuum dieses

Programm in Tat umsetzt, werden als Spiegelneurone bezeichnet.«[3] Diese sogenannten Resonanzphänomene sind allgegenwärtig, immer dann, wenn man sich in Gesellschaft anderer Menschen befindet. Die Gefühle der anderen werden intuitiv wahrgenommen, ihre Gesten decodiert und erwidert. Der wütende Gesichtsausdruck des Gegenübers beeinflusst auch die eigene Gefühlswelt, irritiert oder macht ebenfalls wütend. Wenn man in ein lachendes Gesicht blickt oder einem Menschen begegnet, der gute Laune hat und einen freundlich behandelt, kann das im besten Fall die eigene Stimmung heben und positive Gefühle aktivieren. All das geschieht völlig spontan, ohne dass es einem Menschen (meistens) bewusst wäre.

Dahinter stehen neurobiologische Vorgänge, genauer gesagt, die Aktivität der bereits erwähnten Spiegelneurone. Dank ihnen sind Menschen in der Lage, sich in andere einzufühlen. Das ist enorm wichtig, um ein harmonisches Zusammenleben zu sichern. Menschen können sich in der Gegenwart anderer nur dann wohl fühlen, wenn sie ungefähr abschätzen können, wie es dem anderen geht und noch wichtiger, was dieser als Nächstes tun wird. Wenn die Handlungen anderer Menschen vorhersehbar sind, schafft das Vertrauen. Umgekehrt führen unberechenbare Menschen zu Misstrauen und erzeugen Angst. (Ur)vertrauen ist also das Gefühl, in einer berechen- und vorhersehbaren Welt zu leben. Die Entwicklung der Spiegelneurone muss von Anfang an gefördert werden, indem ein Kind feinfühlig und zuverlässig betreut wird. Empathie muss folglich erlernt werden; bei Vernachlässigung des Kindes kann sie sich nicht entfalten.

Wenn ein Kind andere Menschen dabei beobachtet, dass diese sich ihm oder anderen gegenüber liebevoll verhalten, wird es diese Handlungen verinnerlichen und später darauf zurückgreifen können. Jede beobachtete Handlung (gut oder schlecht) wird abgespeichert, und bei häufiger Wiederholung ist die Wahrscheinlichkeit groß, selbst zum Akteur zu werden. »Spiegelzellen zu haben, die tatsächlich spiegeln, gehört zu den wichtigsten Utensilien im Gepäck für die Reise durch das Leben. Ohne Spiegelneurone kein Kontakt, keine Spontaneität und kein emotionales Verstehen. Die genetische Grundausstattung stellt dem Säugling ein Startset von Spiegelneuronen zur Verfügung, die ihm die Fähigkeit verleihen, bereits wenige Tage nach der Geburt mit seinen wichtigsten Bezugspersonen erste Spiegelungsaktionen vorzunehmen. Es ist jedoch von entscheidender Bedeutung, ob ihm die Chance gegeben wird, solche Aktionen zu realisieren, denn eine Grundregel unseres Gehirns lautet: Use it or lose it! Nervenzellsysteme, die nicht genutzt werden, gehen verloren.«[4]

Frühe erfolgreiche Spiegelungen führen beim Säugling, aber auch bei seinen Bezugspersonen zu körperlichem und seelischem Wohlbefinden. Gerade Stillen ist eine gute Möglichkeit, unmittelbar auf die Bedürfnisse des Säuglings einzugehen und mit ihm eine nonverbale Kommunikation zu führen.

Eine Mutter, die als Kind gestillt wurde, hat Stillen vermutlich als etwas Schönes und Erfüllendes (Nähe, Wärme, Sättigung…) verinnerlicht. Wenn es Jahre später darum geht, dass sie ihr Kind stillt, wird sie diese Tätigkeit unbewusst mit etwas Positivem und Wertvollem verbinden.[5] Sie wird auf diese innere Ressource, die sie ihrerseits von ihrer Mutter mitbekommen hat, zurückgreifen können. Noch besser ist es, wenn sie, bevor sie selbst Mutter wurde, die Gelegenheit hatte, andere Mütter beim Stillen zu beobachten. Allein das Zuschauen hat ihre Spiegelneurone aktiviert, die, wenn es darum geht, selbst zu stillen, wieder in Aktion treten.

Stillen wird zwar propagiert, aber viel zu selten sieht man in der Öffentlichkeit Kinder, die gestillt werden. Viele westliche Mütter haben, wenn sie ihr eigenes Baby das erste Mal an die Brust nehmen, noch nie vorher ein gestilltes Kind gesehen und oft auch noch kein Baby im Arm gehalten. Mütter werden äußerst schlecht auf ihre Rolle vorbereitet, auch wenn es heute eine Menge Literatur dazu gibt. Die Betreuung eines Kindes kann aber nicht rein theoretisch übermittelt werden.

Emotionale Blockaden können die für einen Stillerfolg erforderliche innere Entspannung massiv erschweren, da nützen auch beste Kenntnisse und der stärkste Wille nicht immer. Es kann helfen, wenn Mütter darin unterstützt werden, ihren Gefühlen freien Lauf zu lassen. Obschon ganz viele Mütter in der ersten Zeit nach der Geburt extrem dünnhäutig sind, nehmen sie sich ständig zusammen, unterdrücken ihre Trauer oder Wut und zeigen nach außen das Bild der glücklichen Mutter. Beraterinnen oder nahestehende Personen können sie dazu ermutigen, ihre Tränen fließen zu lassen und ihren negativen Gefühlen, die in der Mutterschaft genauso ihre Berechtigung haben, Zeit und Raum zu geben. Dies kann im besten Fall dazu führen, dass auch die Milch besser fließt.

3.2 Verschiedene Gründe für Stillschwierigkeiten

Folgende Gründe werden von Müttern unter anderem angegeben, warum sie das Stillen als schwierig empfinden:

- Zu wenig Milch
- Zu viel Milch
- Schmerzende Brustwarzen
- Das Kind ist unruhig oder verweigert die Brust
- Das Kind ist unzufrieden und scheint trotz Stillen nicht genug zu bekommen (es schreit viel und/oder trinkt nach dem Stillen noch künstliche Säuglingsmilch)
- Das Kind beißt in die Brust
- Die Mutter ist erschöpft oder krank
- Die Mutter möchte wieder durchschlafen können
- Das Stillen in der Öffentlichkeit wird als peinlich empfunden[6]
- Die Mutter kehrt zurück an den Arbeitsplatz, kann oder will nicht abpumpen
- Die Mutter möchte wieder alles essen, Wein trinken, rauchen können etc. …
- Das Stillen von Zwillingen ist zu kompliziert

Aus fachlicher Sicht sind dies alles keine »wirklichen« Gründe zum Abstillen. Viele Mütter verfügen jedoch nicht über genügend Stillwissen, um eine Lösung zu finden. Zudem zirkulieren in Bezug auf das Stillen zahlreiche Ammenmärchen, die zwar längst wissenschaftlich widerlegt sind, sich aber trotzdem hartnäckig halten. Darauf gehe ich noch ein.

Die subjektive Empfindung der Mutter, ihre Ängste und inneren Blockaden können auch mit noch so einleuchtenden Erklärungen oft nicht beeinflusst werden. Die allerbesten Tipps sind nutzlos, wenn der dahinterliegende Stress nicht beseitigt werden kann.

Folgende Gründe, die das Stillen erschweren, werden von Müttern oft nicht bewusst wahrgenommen oder nicht gerne geäußert:

— Die Mutter fühlt sich durch das Stillen permanent verantwortlich für das Kind. Sie leidet darunter, dass sie dessen Betreuung nicht über längere Zeit an eine andere Person abgeben kann, und wird von der Verantwortung, alleine für das Gedeihen ihres Kindes zuständig zu sein, fast erdrückt.
— Stress: Wenn eine Mutter auch in anderer Hinsicht stark gefordert und dauernd auf dem Sprung ist, kann das Stillen nicht entspannt genossen werden. Stillen ist zumindest am Anfang nicht eine Tätigkeit, die »rasch« erledigt werden kann. Es braucht Zeit, Ruhe und Entspannung, damit die Milch fließen und das Kind trinken kann.
— Lustvolle Gefühle beim Stillen irritieren die Mutter. Lange wurde von Müttern zwar erwartet, dass sie ihrem Kind die Brust geben; die körperliche Nähe zum Kind zu genießen wurde ihnen jedoch untersagt. Heute wird das zwar nicht mehr so deutlich geäußert, ist aber unbewusst noch sehr präsent. Dass beim Stillen ähnliche Empfindungen wie in der Sexualität ausgelöst werden können, erachten viele Menschen immer noch als anstößig. Dabei sind die mütterlichen Emp-

findungen beim Stillen entwicklungsgeschichtlich viel älter als die sexuelle Lust.[7] Erotische Gefühle müssten eigentlich als »mütterlich« bezeichnet werden, da sie ihren Ursprung im Brutpflegeverhalten haben.

— Negative Bemerkungen zum Stillen aus dem Umfeld (Partner, Familie, Freunde) können einer Mutter die Freude verderben. Manche Partner drängen richtiggehend zum Abstillen, sei es aus Eifersucht oder der Sorge, dass ihr Sexualleben durch das Stillen beeinträchtigt wird.
— Die Sorge um die äußerliche Beeinträchtigung der Brust ist nach wie vor für viele Mütter ein Grund abzustillen.
— Die intensive körperliche Nähe zum Kind wird schlecht ertragen.
— Mangelndes Selbstwertgefühl lässt die Mutter an der Fähigkeit, ihr Kind zu stillen, zweifeln.

Die letzten beiden Punkte möchte ich genauer beleuchten.

Die intensive körperliche Nähe zu einem Baby kann eine Frau, die als Kind wenig Körperkontakt und Zärtlichkeit erfahren hat, überfordern. Ganz zu schweigen von einer Mutter, die als Kind Opfer von sexuellem Missbrauch war und dadurch Berührungen schlecht erträgt. Niemand kann ihr verübeln, dass Körperkontakt mit ihrem Kind zuweilen als höchst unangenehm erlebt wird und die schmerzlichen eigenen Kindheitstraumata auslöst.[8] In diesem Fall kann es tatsächlich sinnvoller sein, das Kind abzustillen, um in der sensiblen Säuglingsphase solch überwältigende Gefühle zu vermeiden. Vielleicht schafft es die Mutter später, ihre eigene Vergangenheit aufzuarbeiten und weitere Kinder zu stillen. Stillen, Nähe und Körperkontakt zum Kind können jedoch auch sehr heilsam sein und eine Frau mit ihrem ungeliebten Körper versöhnen. Dass Mütter gerade dank dem Stillen eine bessere Beziehung zu ihrem eigenen Körper aufbauen, ist wenig bekannt. Aber manche Mutter entwickelt durch die Stillerfahrung eine ganz andere Einstellung zu sich selbst und zu ihrer Weiblichkeit. Dieser Körper, der ein Kind auf so wunderbare Weise genährt und getröstet hat, bekommt auf einmal einen neuen Wert.

> **Ich leide seit Jahren an Bulimie. Zuerst dachten ich und auch meine Familie, dass ich nicht fähig sein würde, meine Tochter zu stillen. Obschon ich ständig befürchte, nicht genügend und aufgrund meiner mangelhaften Ernährung eine qualitativ schlechte Milch zu haben, möchte ich unbedingt weiterstillen. Zum ersten Mal erfahre ich meinen Körper als wertvoll, und ich habe das Gefühl, dass ich mich dank dem Stillen, das ich als etwas Schönes erlebe, mit ihm aussöhnen kann.«** [9]

So wie es bei körperlichem oder sexuellem Missbrauch zu *zu viel* Berührung kam, haben gerade in der westlichen Welt ganz viele Menschen in ihrer Kindheit *zu wenig* Berührung erfahren. Das früher weitverbreitete Trennen von Mutter und Kind unmittelbar nach der Geburt, die Tradition, Kinder schon als Baby alleine schlafen zu lassen und nur im Kinderwagen spazieren zu fahren, führt(e) zu einer großen, vor allem körperlichen Distanz und zu einem Mangel an Zärtlichkeit. Ein Säugling ist in der ersten Zeit seines Lebens ein höchst taktiles Wesen, das heißt, er braucht Unmengen an Berührungen und Körpereindrücken, um zu lernen und sich in der neuen Umgebung zurechtzufinden. Wird er häufig abgelegt und sich selbst überlassen, fehlen diese taktilen Reize, was zu Ängsten und Unwohlsein führt. Bleibt dieser Zustand unverändert, gewöhnt sich das älter werdende Kind daran und wird vermutlich auch als Erwachsener zu viel Nähe und Berührung mit anderen vermeiden. Wird nun eine Frau, die auf eine solch distanzierte Weise aufgewachsen ist, selbst Mutter, kann ihr der Kontakt mit dem Kind schnell zu viel werden. Das nach Berührung und Zärtlichkeit hungernde Kind fordert von ihr etwas, das sie selbst nie erhalten hat und folglich auch schlecht weitergeben kann. Auch hier kann ein Sich-Einlassen heilend sein, und die Mutter beginnt zusammen mit dem Kind, Berührung als etwas Angenehmes zu empfinden.

Der Zusammenhang zwischen erfolgreichem Stillen und dem Selbstvertrauen der Mutter wurde untersucht. »Beide, die pränatale Entscheidungsfindung und die postnatale Stillerfahrung werden davon beeinflusst, wie viel Selbstvertrauen die Frau besitzt. Ein geringes Selbstvertrauen ist ein wesentlicher Faktor bei Frauen, die sich gegen das Stillen entscheiden.«[10] Frauen mit wenig Selbstvertrauen befürchten schon im Voraus, dass sie nicht fähig sind, das Stillen zu erlernen, oder dass sie zu wenig Milch haben. Umgekehrt stillen selbstbewusste Mütter länger.

Ob das Selbstvertrauen einer Mutter von Fachpersonen positiv unterstützt wird oder nicht, liegt in der Verantwortung Letzterer. »Selbstvertrauen ist etwas Eigentümliches: Es ist nichts, was wir einer Frau verabreichen können wie eine Spritze oder eine Behandlung. Doch Selbstvertrauen kann genommen oder untergraben werden. Ein Umgang mit der Frau, der ihre Fähigkeiten, erfolgreich zu stillen, bestärkt, dürfte hilfreich sein, wohingegen Kommentare oder Schlussfolgerungen, dass die Frau etwas ›falsch‹ mache, als kontraproduktiv anzusehen sind.«[11]

Alle Mütter sind nach der Geburt sensibler und empfänglicher für Kritik. Eine einzige Bemerkung, dass das Kind nicht genügend zugenommen habe, kann reichen, um das mütterliche Selbstwertgefühl zu untergraben. Bei ihr kommt die Botschaft an: »Sie haben nicht genügend Milch! Sie sind nicht fähig, Ihr Kind zu ernähren!« Unüberlegte Aussagen, die das Gewicht oder das Wachstum des Babys betreffen, sind besonders heikel. Selbstverständlich muss gehandelt werden, wenn ein Kind ungenügend zunimmt, vor allem, wenn dies über einen längeren Zeitraum hinweg der Fall ist. Es ist aber nicht sinnvoll, wenn Fachpersonen aufgrund eines Gewichtsverlaufes, der nicht ganz dem Lehrbuch entspricht, sofort Alarm schlagen und bei der Mutter Stress erzeugen. Kaum eine Mutter wird es gelassen nehmen können, wenn man ihr mitteilt, ihr Kind nehme nicht genügend zu. Die Angst oder sogar Panik, die sie dann empfindet, führt jedoch sehr häufig dazu, dass bei ihr die Milchmenge tatsächlich zurückgeht oder das Kind an der Brust unruhig wird. Aus übermäßiger und oftmals unbegründeter Sorge (kein gesundes Kind wird über Nacht verhungern) verabreicht die Mutter künstliche Säuglingsnahrung und ist schnell in einem Teufelskreis gefangen: Das Kind wird mit der zusätzlichen Flasche satt, trinkt weniger an der Brust, wodurch die Milchmenge zurückgeht und der Stress bei der Mutter zunimmt und so fort. Viel sinnvoller ist es hier, mit der Mutter zusammen das Stillen zu optimieren, so dass das Kind, ohne zufüttern zu müssen, an Gewicht zulegt.[12]

Nun gibt es aber noch weitere Faktoren, die das Stillen erschweren. Da sind einerseits schwierige Bedingungen für einen Stillstart sowie gesundheitliche Komplikationen während und nach der Geburt.

Obschon die Empfehlung, ein Kind »nach Bedarf« zu stillen, schon längere Zeit etabliert ist, wird Müttern nach wie vor geraten, ihr Kind nicht häufiger als alle zwei, drei oder vier Stunden anzusetzen. Diese Haltung geht zurück auf den Glauben, dass das Zusammentreffen von verdauter und unverdauter Muttermilch zu Bauchkrämpfen führt, was jedoch wissenschaftlich nie erwiesen wurde. Im Gegenteil: Wissenschaftliche Studien und Beobachtungen in ursprünglichen Kulturen belegen, dass Babys bei häufigerem Anlegen (sogar mehrmals stündlich) ruhiger sind. [13] Viele Mütter wissen zwar, dass es von Vorteil ist, ein Baby nach Bedarf zu stillen; beim genaueren Nachfragen zeigt sich aber sehr häufig, dass ihnen gar nicht bewusst ist, was »nach Bedarf stillen« bedeutet. Wenn ein Kind erst gestillt wird, wenn es schon (länger) hat schreien müssen, entspricht das eben nicht der genannten Empfehlung. Dadurch lernt das Kind, dass es jedes Mal schreien muss, um an die Brust genommen zu werden, und wird damit aufhören, sein Bedürfnis mit subtileren Signalen (wimmern, mit dem Mund suchen, an den Händchen saugen etc. …) zu kommunizieren.

Vielen Müttern ist auch der Zusammenhang zwischen häufigem Schnullergebrauch und ungenügender Milchmenge nicht bewusst. Ein Kind, das sein Saugbedürfnis zu einem großen Teil am Schnuller erfüllt, wird logischerweise weniger an der Brust saugen, wodurch die Milchproduktion zu wenig angeregt wird.

Zahlreiche Stillprobleme lassen sich durch häufigeres Stillen und vermehrten Körperkontakt verbessern, wenn nicht sogar lösen. Verfestigen oder verschlimmern sich die anfänglichen Probleme, kann es sehr schwierig werden, der Mutter dabei zu helfen, diese zu überwinden. Der Aufwand erscheint dann manchmal so groß, dass ihr Durchhaltevermögen und Zuversicht fehlen. Die Mutter stillt dann nicht ab, weil sie nicht stillen *wollte*; sie stillt ab, weil sie und ihr Kind keinen optimalen Stillstart hatten.

3.3 Die verlorene Weiblichkeit – Gespräch mit Notburga Fischer

Sowohl Sexualität als auch Stillen sind intensive körperliche Erfahrungen, die lustvolle und beglückende Empfindungen auslösen können.

Zunehmend mehr Frauen fühlen sich in ihrem eigenen Körper jedoch unwohl oder berichten davon, dass sie überhaupt keine Beziehung zu ihrer äußeren, oftmals abgelehnten »Hülle« haben. Diese Distanz und Nichtakzeptanz in Bezug auf den eigenen Körper führt in den Bereichen Sexualität und Stillen zu Blockaden und Problemen. Die intensive körperliche Nähe und der Haut-zu-Haut-Kontakt zum Partner oder eben auch zum Kind werden als einengend oder unangenehm erlebt.

Sibylle Lüpold (S.L): Wie erklärt es sich, dass viele Frauen heute Mühe damit haben, ihren Körper als »richtig« und vor allem auch als weiblich zu empfinden?

Notburga Fischer (N.F)[14]: Das kann mit der zu starken Außenorientierung und dem fehlenden Selbstkontakt zusammenhängen, die die Beziehung einer Frau zu ihrem Körper beeinflussen. Wenn ich mich nach außen orientiere, brauche ich Bestätigung von außen, um mich gut zu fühlen. Wenn ich mich jedoch nach innen orientiere und Vertrauen in meinen Körper entwickle, brauche ich das nicht. Viele Frauen versuchen, einem allgemeingültigen Ideal zu entsprechen, und gehen so weit, dafür sogar eine kosmetische Operation über sich ergehen zu lassen. Dabei trennen sie sich oft von ihrem inneren Erleben.

Die Familie ist für ein Mädchen der Boden seiner weiblichen Identitätsentwicklung. Es ist von Bedeutung, wie die Eltern sie in ihrer psychosexuellen Entwicklung spiegeln und begleiten. Die Beziehung zur Mutter ist dabei entscheidend. Sie ist im Idealfall das Vorbild ihrer Tochter. Hier spielt es eine große Rolle, ob die Mutter sich so akzeptiert, wie sie ist, und ihr Frau-Sein genießt, oder ob sie sich selbst als unattraktiv empfindet.

Meine Tochter schlug mir vor kurzem vor, eine Antifaltencreme für das Gesicht zu verwenden. Sie habe bei einer Freundin im Fernsehen eine Werbung dazu gesehen. Ich meinte: »Warum? Mein Gesicht ist doch völlig in Ordnung, auch wenn darin Spuren meines Alters zu lesen sind!« Einige Tage später kam sie zu mir und sagte: »Du hast recht, dein Gesicht ist auch mit Falten schön.« Damit habe ich ihr ein Stück weit vorgelebt, sich selbst so anzunehmen, wie sie ist.

Der Einfluss der Medien ist groß, und vor allem Jugendliche sind dem stark ausgeliefert. Wenn sie von zu Hause nicht das nötige Selbstwertgefühl mitbringen, sind sie eher gefährdet, ihren Körper abzulehnen, auch wenn dieser objektiv gesehen attraktiv ist. Wer jedoch innerlich gefestigt ist, ist für äußere Einflüsse und Bewertungen weniger empfänglich und kann mehr zu sich stehen.

Der Grundstein für das Selbstwertgefühl wird in der Kindheit gelegt. Ein Kind braucht ein Gegenüber, das es in seinem Erleben spiegelt und ihm vermittelt: »Was du erlebst, so wie du deinen Körper empfindest, ist gut und richtig.« Bei einem Mädchen kann es zum Beispiel vorkommen, dass die Eltern lieber einen Sohn gehabt hätten, und es daher versucht, wie ein Junge zu sein, um geliebt zu werden. Auch ob der Vater auf die heranwachsende Frau bestätigend oder ablehnend reagiert, ist von Bedeutung.

Es gibt Kulturen, die den Übergang vom Mädchen zur Frau rituell feiern. Es ist ein soziales Ereignis, das mit Stolz und Freude verbunden ist. »Jetzt gehöre ich auch zu den Frauen!« In unserer Kultur fehlen Rituale, die ein Mädchen offiziell in das Frau-Sein einführen. Meist läuft dieser Übergang in der Familie privat zwischen Mutter und Tochter oder im Austausch mit Freundinnen ab. Eine nachhaltige Wirkung haben Botschaften, die von der Mutter bewusst oder nonverbal an die Tochter weitergegeben werden, wenn sie ihre erste Menstruation bekommt oder zur Gynäkologin geht.

Wenn junge Frauen schon sehr früh die Pille nehmen, können sie kein Gespür für ihren eigenen Zyklus entwickeln. Die Zyklusregulation wird nur von außen gesteuert. Dadurch entfremden sie sich von ihrer Weiblichkeit. Wo die Beziehung zum Körper fehlt, fehlt auch das Vertrauen und das Gefühl der »Richtigkeit«. Das kann sich später auch auf das Stillen auswirken.

S.L.: Inwiefern wirkt sich das auf die Sexualität und das Stillen aus?

N.F.: Beim Stillen rücken die Brüste einer Frau ins Zentrum ihrer Aufmerksamkeit. Viele Frauen fühlen sich über deren Form und Größe in Bezug auf ihre Weiblichkeit definiert. Manchmal kann eine einzige beleidigende Bemerkung eines anderen Menschen über das Aussehen der Brüste tief verletzen und eine Frau ein Leben lang blockieren, wenn sie kein gutes Selbstwertgefühl hat.

Wenn eine Frau Mutter wird, bekommen ihre Brüste eine doppelte Bedeutung. Während sie vorher ein sexueller Körperteil waren, sind sie nun ein nährendes, mütterliches Organ. Das kann eine Frau überfordern, wenn sie zu wenig auf sich und ihre Bedürfnisse achtet. Außerdem kann die Angst vor einem Attraktivitätsverlust die Freude am Stillen hemmen.

In einer Kultur hingegen, in der Mütterlichkeit ein hoher Stellenwert hat, wird die Veränderung des weiblichen Körpers mit Stolz erlebt.

S.L.: Müttern ist es oft unangenehm, wenn sie beim Stillen lustvolle Gefühle erleben. Was ist falsch daran?

N.F.: Daran ist überhaupt nichts falsch. Es ist völlig in Ordnung, wenn Mütter beim Stillen Lust empfinden, aber es muss auch nicht sein. Sonst müssen sich wiederum diejenigen Mütter, die keine solchen Gefühle haben, falsch fühlen.

S.L.: Sie haben die doppelte Bedeutung der weiblichen Brust angesprochen. Wie kann eine Frau, die Mutter wird, die beiden Aspekte Sexualität und Mütterlichkeit/Mutterschaft vereinbaren?

N.F.: Mit der Mutterschaft kommt eine neue Dimension dazu, eine sexuelle Persönlichkeit bleibt die Frau sowieso. Ich möchte dies am Beispiel des weiblichen Energiekreislaufes erläutern.

Mann und Frau sind körperenergetisch gegensätzlich gepolt. Symbolisch sind die Brüste bei einer Frau der positive, gebende Pol, der nach außen sichtbare Aspekt der Weiblichkeit. Die Vagina hingegen ist der rezeptive, also empfangende Pol, der nach innen führt. Beim Mann hingegen ist der Penis der positive, Samen spendende Pol und auf der Herzebene ist er rezeptiv. Diese beiden Pole verbinden sich in der sexuellen Liebesbegegnung zu einem Energiekreislauf von Geben und Empfangen.

In der Schwangerschaft, spätestens bei der Geburt, dreht sich bei der Frau dieser Energiekreislauf in die andere Richtung. Die Frau gebärt das Kind durch ihr Becken und lässt es in den Wehen nach unten los. Schon unmittelbar nach der Geburt mit dem ersten Anlegen des Babys an die Brust nimmt dieser Energiekreislauf wieder seine ursprüngliche Richtung an und aus den Brüsten fließt Milch. Viele Frauen haben beim Stillen angenehme Empfindungen in ihrer Vagina, weil es eine energetische Verbindung zwischen Brüsten und Vagina gibt. Auch die Gebärmutterrückbildung wird dadurch gefördert.

Die Mutterschaft ist also eine ganz spezielle Phase im Leben einer Frau, und es findet eine Transformation statt. Nun fühlen sich Mütter aber genau in dieser Phase ihres Lebens oft wertlos. Ihre Aufgabe wird von der Gesellschaft tatsächlich kaum wertgeschätzt, im Gegensatz zu der einer Frau, die aktiv im Berufsleben steht. Dabei ist Mutterschaft ein urweibliches Geschehen und wir sollten dem mehr Raum geben. Eine Frau bleibt immer eine Frau mit sexuellen Empfindungen, auch wenn sie eine Zeitlang primär Mutter ist.

Heutige Frauen sind genauso wie Männer oft enormem Stress ausgesetzt. Stress kann sich jedoch sehr blockierend auf die Sexualität und auf das Muttersein, insbesondere das Stillen, auswirken. Im Verlauf der Emanzipationsbewegung haben viele Frauen im Berufsleben eher maskuline Verhaltensweisen angenommen. Es ist dadurch schwieriger geworden, gleichzeitig mütterliche Qualitäten zu leben. In diesem Rollenwandel müssen sich die Männer ebenfalls neu definieren.

Diese Verschiebung des männlichen und weiblichen Prinzips wirkt sich natürlich auch auf die Sexualität und die Elternschaft aus. Wenn Mann und Frau sich angleichen, verschwindet die Anziehung. Im Reifeprozess des Lebens geht es auch darum, die männlichen und weiblichen Anteile, die jeder von uns in sich trägt, auszubalancieren. Das ist aber ein innerer Prozess. Die äußeren Unterschiede zwischen Mann und Frau sollen ihre Berechtigung haben. Es geht nicht darum, gleich zu werden, sondern die Qualitäten des anderen wertzuschätzen.

S.L.: Ich vermute, dass die westliche sexuelle Fixierung auf die weibliche Brust auch daraus entstanden ist, dass bei uns über lange Zeit gar nicht mehr gestillt wurde; also eine Art frühkindliches unerfülltes Bedürfnis, das sich dann in die Sexualität verlagert. Kann das sein?

N.F.: Ich würde dem nicht generell so zustimmen, es könnte ein Aspekt sein. Die Brust ist beim Menschen eine erogene Zone. Wenn aber eine überdimensionale Fixierung auf die Brust vorhanden ist, dann kann das schon aufzeigen, dass ein frühkindliches Bedürfnis kompensiert wird.

S.L.: Was würden Sie einer Mutter raten, die beim Stillen unangenehme körperliche Empfindungen erlebt?

N.F.: Besonders in der Schwangerschaft und beim Stillen wird im Körper der Mutter die Erinnerungen an ihre eigene Kindheitserfahrung vor, während und nach der Geburt aktiviert. Ich würde ihr von daher raten, die frühe Bindung zu ihrer eigenen Mutter zu reflektieren. Welche Gefühle und Erinnerungen tauchen da auf? Was braucht das Kind, das sie einmal war? Dieses muss eventuell nachträglich noch genährt werden, das heißt, sie muss sich selbst eine gute Mutter sein.

Um den Zugang zu unbewussten Erinnerungen zu erhalten, arbeite ich mit körpertherapeutischen Methoden. Plötzlich tauchen dabei Gefühle oder Bilder aus der Kindheit der Mutter auf, denn alle Erfahrungen sind im Körper gespeichert.

Wenn einer Frau bewusst wird, was sie ihrem Kind gegenüber empfindet, dann versteht sie auch, was sie selbst als Kind erlebt hat und gebraucht hätte. Die Gefühle ihrem Kind gegenüber sind manchmal Ausdruck ihres eigenen inneren Kindes, das eventuell zu wenig Zuwendung bekam oder sich überflutet fühlte.

Nun, als erwachsene Frau, kann sie jedoch anders, reifer mit ihren Emotionen umgehen. Wenn sie ihre Bedürfnisse äußern lernt, kann dadurch das innere, verletzte Kind geheilt werden. Wenn sie nicht darüber spricht, fühlt sich ihr Partner eventuell hilflos und kann es ihr, auch wenn er für sie da sein will, nicht recht machen. Das heißt, sie muss ihm mitteilen, was sie konkret von ihm möchte. Zum Beispiel: »Halte mich mal fest! Ich möchte mich bei dir anlehnen!«

Kinder sind ihren Eltern ausgeliefert; wir Erwachsenen jedoch müssen selbst Verantwortung für unsere Gefühle und Bedürfnisse übernehmen.

Es ist auch sehr wichtig, dass eine Mutter ihren Gefühlen freien Lauf lassen kann. Dabei sollte sie ihrem Kind jedoch mitteilen, dass es nichts mit ihm zu tun hat und es keinerlei Schuld trägt. Sonst nimmt ein Kind die Trauer und Wut der Mutter persönlich und leidet. Ein Kind nimmt alles wahr und fühlt sich oft zu Unrecht verantwortlich.

Mutterschaft ist, wenn die damit verbundenen Veränderungen zugelassen werden, eine Initiation. Die Frau gewinnt an Vertrauen in ihren Körper und empfindet ihn auf einmal als wertvoll. Ich arbeite bei Frauen viel mit dem Energiekreislauf. Wenn sie sich diesen vorstellen können, lösen sich manchmal die energetischen Stauungen. Das kann bei Stillproblemen auch dazu führen, dass die Milch besser fließt.

S.L.: Manche Väter haben Mühe damit, ihre Partnerin in körperlicher Hinsicht mit dem Kind zu teilen. Warum ist das so?

N.F.: Auch für Männer bedeutet Vaterschaft einen Reifeschritt, der mit innerem Wachstum und Würde verbunden ist. Heute streben viele Paare eine gleichwertige Beteiligung in der Kinderbetreuung an, was in der ersten Zeit kaum möglich ist. Das Kind steht der Mutter durch die biologischen Umstände der Geburt und des Stillens zunächst näher. Die Eltern können es je zur Hälfte betreuen, aber das Baby würde von sich aus – zumindest anfangs – die Muttermilch aus der Brust wählen.

Wie kann also der Vater damit umgehen, dass seine Partnerin sich körperlich verändert? Mancher Mann hat Mühe damit, dass aus seiner Frau eine Mutter geworden ist. Es könnte ihn auch an frühe Erfahrungen mit seiner eigenen Mutter erinnern. Ein Vater, der selbst ein »unterernährtes kleines Kind« in sich trägt, mag Mühe damit haben, wenn er auf einmal zu kurz zu kommen scheint. Er beginnt dann mit dem Baby um den Platz nahe der Mutter, seiner Partnerin, zu konkurrieren. Dabei ist seine Stellung als Mann und Vater in keiner Weise gefährdet. Seine Präsenz ist in allen Phasen wichtig. Nach der Geburt müsste er seine sexuellen Bedürfnisse selbst regulieren, wissend: Meine Zeit kommt wieder!

Die Sexualität verändert sich durch die Elternschaft. Eltern können nicht nahtlos das fortsetzen, was sie vor der Schwangerschaft gelebt haben. Wenn sie diesen Reifeprozess zulassen, kann es zu großem Wachstum kommen.

S.L.: Im Buch »Der unberührte Mensch«[15] zeigen die Autoren auf, dass bei uns heute viel zu wenig zwischenmenschliche Berührung stattfindet. Manche Menschen leben ihre Beziehungen und sogar ihre Sexualität am Computer aus, in virtuellen Welten. Die Bedürfnisse eines Babys nach Berührung kann aber nicht virtuell gestillt werden und viele Eltern sind diesbezüglich überfordert. Was meinen Sie dazu?

N.F.: Ja, das stimmt. In der westlichen Gesellschaft gibt es einen zunehmenden Mangel an Berührung, was sich auch auf die Sexualität und das Stillen auswirkt. Auch die große Anzahl Fälle von sexuellem Missbrauch führt letztlich zu einer körperlichen Distanz. Jede Berührung wird unter einem sexuellen Aspekt betrachtet und in vielen zwischenmenschlichen Bereichen vermieden. So sind zunehmend mehr Eltern, Lehrer und Erzieher verunsichert und befürchten, sie würden einem Kind zu nahe treten, wenn sie es berühren. Überall werden Täter vermutet. Dadurch kann jedoch gerade bei Kindern ein Manko an Berührung entstehen. Natürlich darf die körperliche Nähe zum Kind nicht für eigene Bedürfnisse missbraucht werden, aber Kinder brauchen nun mal viel Berührung im guten Sinne.

3.4 Die unangenehmen Seiten des Stillens

Das erste Anlegen im Kreißsaal war noch ganz nett. Obwohl es mich schon ziemlich umgehauen hat – der Babymund fühlte sich an wie eine Zange um meine Brustwarzen. In der Klinik wagte ich es nicht zu fragen, ob man ein Baby auch mit

der Flasche großziehen kann. Lauter begeisterte Still-Mütter um mich. Und Hebammen, die das Loblied auf die Muttermilch gesungen haben: Schlauere Babys, Allergieschutz, bessere Rückbildung. Und, ganz klar, eine Mutter, die ihr Kind liebt, gibt ihm die Brust. Okay, sechs Wochen lang hab ich mich überwunden.
Aber jetzt reicht es mir endgültig. Ich hasse es, wenn Milch aus meinem Busen tropft, weil meine Kleine mal fünf Stunden am Stück schläft. Ich will auch nicht noch länger auf meine gewohnten Laufrunden verzichten. Mit diesen schweren, wippenden Milchbrüsten kann man nur spazieren gehen. Und, ganz ehrlich, mir ist die körperliche Nähe beim Stillen zu viel. Ich heule nicht vor Rührung, wenn ich spüre, wie es in meinem Brüsten kribbelt, kaum dass meine Tochter weint. Ich brauche mehr Abstand, um ihr eine gute Mutter zu sein. Länger als drei, vier Stunden ohne Kind ausgehen ist beim Stillen nicht drin. Abpumpen? Grauenvoll, nichts für mich! Ein Versuch mit der Melkmaschine reicht mir. Mein Mann und ich haben jetzt ein feines Sortiment Fläschchen und Sauger und Babymilch gekauft. Heute Abend darf mein Mann zum ersten Mal füttern![16]

Für manche Mütter ist Stillen unangenehm, wenn auch nur wenige so offen dazu stehen. Stillen wird zwar von vielen Müttern als wunderschöne und unvergleichliche Erfahrung erlebt, es wird jedoch kaum eine stillende Mutter geben, die es nicht ab und zu als lästig empfindet.

Stillen ist bei korrektem Ansetzen des Kindes schmerzfrei. Wunde Brustwarzen aufgrund falscher Stilltechniken, Pilzbefalls oder eines beißenden Babys sind jedoch nicht immer zu vermeiden. Langandauerndes Nuckeln in der Neugeborenen-Phase oder beim Einschlafen kann jede Mutter ungeduldig werden lassen. Ein quengelndes Kleinkind, das zu einer unpassenden Gelegenheit in der Öffentlichkeit unbedingt gestillt werden möchte, verursacht Stress. Ob und inwiefern Stillen als unangenehm empfunden wird, ist von Mutter zu Mutter verschieden.

> Ich stille mein Kind sehr gerne. Wenn wir jedoch mit dem Zug unterwegs sind und ich mit drei mir unbekannten Männern im Abteil sitze, wird es für mich sehr stressig, wenn mein Kind gestillt werden möchte. Ich fühle mich dann sehr beobachtet. Außerdem trinkt mein Kind zurzeit nicht einfach ruhig an der Brust. Es lässt die Brustwarze immer wieder los, um zu schauen, was um uns herum passiert. So sitze ich mit teilweise entblößter Brust da, was mir peinlich ist. In solchen Momenten wäre es tatsächlich angenehmer, mein Kind würde zufrieden aus einer Flasche trinken oder sich mit einem Schnuller beruhigen lassen. [17]

In vielen Fällen ist es nicht das Stillen, das als lästig empfunden wird, sondern die äußeren Umstände, die im Zusammenhang mit dem Stillen Stress verursachen. Fehlende Rückzugsmöglichkeiten im öffentlichen Raum, Zeit- und Leistungsdruck oder Mangel an Unterstützung machen es manchmal unmöglich, das Stillen zu genießen. Vielleicht sind noch ältere Geschwister zu betreuen, die es nicht zulassen, dass die Mutter viel Zeit für das Stillen verwendet. Oder die Mutter ist alleinerziehend und steht dadurch unter großer Belastung, so dass die nötige Ruhe und Entspannung fehlen. In solchen Fällen, in denen sich die Rahmenbedingungen nicht ändern lassen und Stillen nur einen zusätzlichen Stressfaktor darstellt, nützt die beste Beratung nichts. Hier geht es darum, bestmögliche Alternativen zu suchen.

Stillen ist eine Beziehungsform zwischen zwei Menschen und kann im Idealfall von Mutter und Kind genossen werden. Lässt sich für ein Problem keine Lösung finden und wird Stillen nur noch als Strapaze erlebt, macht das Abstillen durchaus Sinn, damit die schönen Aspekte der Mutter-Kind-Beziehung wieder vermehrt ins Zentrum des Bewusstseins rücken können. Wenn zum Beispiel ein Säugling durch ausschließliches Stillen ungenügend gedeiht, und sich die Milchmenge wirklich nicht steigern lässt, kann das für eine Mutter enorm belastend sein. Ein Kind sollte unter keinen Umständen unter Hunger leiden müssen, auch wenn zugefüttert oder die Stillbeziehung beendet werden muss, um dies zu verhindern. Hunger zu leiden ist für einen Säugling sehr qualvoll und höchst beängstigend. Verständlicherweise leiden die Eltern in diesem Fall mit und wollen diesen Zustand so rasch wie möglich beenden.

Bei nicht überwindbaren Stillhürden und damit verbundenem Stress sind jegliche Vorträge über die Vorteile einer Ernährung mit Muttermilch fehl am Platz. Sinnvoll hingegen können das Erlernen von Entspannungstechniken, Unterstützung im Alltag und viel Verständnis für die schwierige Situation sein.

3.5 Mythen, die Mütter vom Stillen abhalten

In Bezug auf die Kinderbetreuung und das Stillen gibt es viele Mythen. Diese führen bei Müttern häufig zum Glauben, dass Stillen eine lästige und unnötige Tätigkeit ist. Unrealistische Vorstellungen über den Alltag mit einem Stillkind bieten wenig Motivation, den Aufwand, die Kunst des Stillens zu erlernen, auf sich zu nehmen.

Weitverbreitete Ammenmärchen sind unter anderem:

— »Stillen ist schmerzhaft.«
Bei korrekter Stillposition und Anlegetechnik ist Stillen nicht schmerzhaft. In den ersten Tagen nach der Geburt kann das Saugen des Kindes die Brustwarzen strapazieren, diese Beschwerden vergehen aber bald. Kurzfristige Schmerzen aufgrund von Pilzbefall oder wunden Brustwarzen sind behandelbar.

— »Frauen mit kleinen Brüsten können nicht genügend Milch bilden.«
Die Größe der Brust sagt nichts über die Fähigkeit zur Milchbildung aus. Entscheidend ist die Menge an Drüsengewebe.

— »Nach wenigen Tagen läuft das Stillen problemlos.«
Viele Mütter gehen davon aus, dass das Stillen bereits nach wenigen Tagen reibungslos läuft. Jede Stillbeziehung ist jedoch einzigartig. Mutter und Kind müssen sich zuerst einmal kennenlernen und aufeinander einstimmen. Es dauert nicht selten zwei bis drei Monate, bis die anfänglichen Hürden überwunden sind. Viele Mütter beenden die Stillbeziehung, bevor diese als etwas Schönes erlebt werden konnte.

— »Stillende Mütter dürfen vieles nicht essen/trinken und keine Medikamente einnehmen.«
Stillende Frauen dürfen alles essen, wonach sie Lust haben. Sollte eine Mutter feststellen, dass ein bestimmtes Nahrungsmittel bei ihrem Kind zu Unwohlsein führt, kann sie dieses bewusst eine Zeitlang weglassen. Kaffee, Alkohol und Zigaretten werden vernünftigerweise in Maßen genossen, Letztere wenn möglich gemieden. Für die meisten Medikamente gibt es außerdem stillfreundliche Alternativen.

— »Stillen ist viel zeitintensiver als das Ernähren mit der Flasche.«
Stillen kann kurzfristig gesehen sehr zeitintensiv sein und den ganzen Tagesablauf einer Mutter bestimmen. Sobald sich das Stillen eingespielt hat, benötigt es weniger Zeit als das Ernähren mit künstlicher Säuglingsmilch. Es muss kein Wasser gekocht und keine Flasche zubereitet, gereinigt oder ausgekocht werden. Vor allem nachts ist Stillen wesentlich angenehmer; die Mutter muss nicht aufstehen, sondern stillt im Idealfall liegend und schläft dabei weiter.

— »Kinder, die künstliche Säuglingsmilch erhalten, gedeihen besser/schlafen schneller durch.«
In den ersten sechs Monaten nehmen Stillkinder schneller zu als Kinder, die mit künstlicher Säuglingsmilch ernährt werden, danach flacht sich ihre Wachstumskurve ab. Werden nicht die

neuen Wachstumskurven der WHO[18] verwendet, wird bei vielen stillenden Müttern unnötigerweise Stress erzeugt, weil sie denken, ihr Kind nehme zu wenig zu.
Kinder wachen in den ersten Monaten/Jahren nachts häufig auf und brauchen die Unterstützung der Eltern, um wieder einschlafen zu können. Gerade im zweiten Lebenshalbjahr sind es überwiegend emotionale Gründe, Infektionen oder Zahnungsbeschwerden, die zum häufigen Aufwachen führen. Dies ist unabhängig davon, ob ein Kind gestillt wird oder nicht.[19]

— »Stillen führt bei der Mutter zu (physischer) Erschöpfung.«
Da Stillen der Mutter Nährstoffe entzieht, wird bei einer erschöpften Mutter oft unbegründeterweise zum Abstillen geraten. Auslaugend für die Mutter ist in erster Linie die intensive Herausforderung, rund um die Uhr gebraucht zu werden. Mütter, die während der Stillzeit stark an Gewicht verlieren, nehmen nach dem Abstillen nicht unbedingt zu, wenn ihr Leben genauso anstrengend bleibt. Die Stillzeiten sind für viele Mütter erholsame Ruheinseln im hektischen Alltag.[20]

— »Beim Rückkehr an den Arbeitsplatz muss eine Mutter abstillen.«
Gesetzliche Regelungen schützen schwangere und stillende Mütter am Arbeitsplatz. Stillende Arbeitnehmerinnen haben im ersten Lebensjahr des Kindes Anrecht auf bezahlte Pausen zum Abpumpen oder Stillen.

— »Muttermilch hat nach einigen Monaten keine Nährstoffe mehr.«
Der Nährstoffgehalt der Muttermilch ist den Bedürfnissen des Kindes angepasst und auch beim älteren Kind noch äußerst wertvoll.[21]

— »Ein Stillkind, das viel schreit, wird mit der Muttermilch nicht satt.«
Wenn ein Säugling schreit, denken viele Eltern in erster Linie an Hunger. Die meisten Stillkinder lassen sich an der Brust beruhigen, auch wenn sie keinen Hunger haben, denn Stillen hilft auch bei Durst, Krankheit, Angst, Unruhe, Müdigkeit und anderen Ursachen. Gerade abends möchten viele Stillkinder lange und häufig gestillt werden, da sie sich dadurch beruhigen können.

— »Wenn eine Mutter erneut schwanger werden möchte oder bereits wieder schwanger ist, muss sie ihr erstes Kind abstillen.«
Zwar ist es so, dass häufiges Stillen (vor allem nachts) den Eisprung unterdrückt, aber die meisten Mütter bekommen, sobald sie nicht mehr voll stillen, ihre Menstruation und können rein theoretisch wieder schwanger werden. Wird eine Mutter vor dem Abstillen des ersten Kindes wieder schwanger, darf sie – sofern kein Fehlgeburtsrisiko besteht – weiterstillen. Es ist auch möglich, nach Geburt des zweiten Kindes, beide Geschwister zu stillen. Das nennt sich Tandemstillen.

4. Äußere Einflüsse auf stillende Mütter

4.1 Setzen Stillbefürworter Mütter unter Druck?

Die Vorteile des Stillens werden seit Jahrzehnten erforscht, und es kommen immer neue Erkenntnisse über die positive gesundheitliche Wirkung des »Wundermittels« Muttermilch hinzu. Allein dessen Zusammensetzung ist faszinierend; bisher wurden einige Hundert Inhaltsstoffe identifiziert und laufend werden neue entdeckt. Als Vergleich dazu finden sich in der künstlichen Säuglingsmilch nur circa dreißig Stoffe. Wichtige Immunstoffe und lebende Zellen fehlen gänzlich.[1] Zwar versuchen Forscher ständig, die Qualität der künstlichen Säuglingsmilch dem Original anzugleichen, aber das gelingt nur in sehr begrenztem Maß.[2] Auch wenn es einmal – rein theoretisch – möglich sein sollte, einen gleichwertigen Ersatz für Muttermilch herzustellen, so könnten die Mundmotorik durch die spezielle Saugtechnik an der Brust, der intensive Hautkontakt beim Stillen und die damit verbundenen neurophysiologischen Vorgänge nicht nachgeahmt werden.

Muttermilch gilt nicht nur als optimale Nahrung für Säuglinge; der ganze Akt des Stillens fördert sowohl die körperliche als auch die emotionale Entwicklung des Kindes. Fachleute, die zum Thema Stillen beraten, sind über die Funktion und die Auswirkung des Stillens auf Mutter und Kind gut informiert und bilden sich (im Idealfall) laufend dazu weiter.

»101 Gründe für das Stillen« hieß ein Beitrag in der Fachzeitschrift »Laktation & Stillen«, in dem zahlreiche wissenschaftlich untermauerte Argumente für das Stillen geliefert wurden.[3] Von vermehrtem Schutz gegen unzählige Erkrankungen ist ebenso die Rede wie von einem deutlich kleineren Risiko des Kindes, später übergewichtig zu werden. Aber auch die Vorteile für die Mutter werden erwähnt, und es wird darauf hingewiesen, dass Stillen sowohl die ökologischste als auch die ökonomischste Lösung ist. Längerfristig profitiert die ganze Gesellschaft davon, wenn ihre kleinsten Mitglieder mit Muttermilch ernährt werden.

Fachlich kompetentes Gesundheitspersonal kann und will vor all diesen Erkenntnissen nicht einfach die Augen verschließen. Es ist seine Aufgabe, im Dienste der Gesundheit zu handeln und Menschen zu gesundem Verhalten zu motivieren. Gesunde Ernährung und Suchtprophylaxe werden heute überall propagiert, ohne dass ein allgemeiner »Gesundheitszwang« beklagt wird. Auch wenn es Menschen gibt, die es mit speziellen Diäten und Sport übertreiben, sind sich die meisten einig, dass es dringend nötig ist, sich häufiger zu bewegen und vermehrt natürliche, unverarbeitete Lebensmittel zu sich zu nehmen. Natürlich ist jeder frei, diese Empfehlungen umzusetzen oder zu ignorieren. Das Gesundheitspersonal jedoch hat keine Wahl: Es ist verpflichtet, aufzuklären und auf Risiken hinzuweisen. Steigende medizinische Kosten sind längerfristig nicht mehr tragbar und zeigen, wie wichtig Prävention ist. Stillen kann eindeutig als wesentlicher Faktor der Gesundheitsprävention bezeichnet werden. Allein die Tatsache, dass Stillen auch später im Leben vor Übergewicht schützt (je länger gestillt wird, desto besser ist die Wirkung) rechtfertigt in einer Gesellschaft, in der Übergewicht unzählige schwere Erkrankungen begünstigt, die Stillförderung. Laut Angaben der Amerikanischen Akademie der Kinderärzte (AAP) könnten in den USA durch vermehrtes Stillen mehrere Milliarden US-Dollar pro Jahr eingespart werden.[4]

Stillbefürworter befinden sich offensichtlich in einer Zwickmühle. Einerseits wissen sie um die positiven Effekte des Stillens und wollen der Gesellschaft dieses Wissen weitervermitteln. Andererseits befürchten sie, einer Mutter mit ihrem Einsatz zu nahe zu treten und Druck auszuüben (was leider ab und zu auch geschieht).

Bei einer Umfrage wurde deutlich, dass viele Mütter nicht wagen, der Beratungsperson gegenüber ehrlich zu sein: Im persönlichen Gespräch gaben bei der ersten Gruppe 92 Prozent der Schwangeren an, dass sie stillen möchten. Bei der zweiten Gruppe, die anonym befragt wurde, waren es nur 72 Prozent.[5] Hier stellt sich die Frage, weshalb so viele Mütter ihre Bedenken bezüglich Stillen nicht wahrheitsgetreu äußern können. Die Tatsache, dass im Gesundheitswesen tätige Menschen vom Stillen überzeugt sind, macht es vielen Müttern vermutlich nicht einfach, offen über ihre Zweifel zu reden. Unausgesprochen wird oft erwartet, dass eine liebende Mutter ihr Kind auf jeden Fall stillen will.

Manche Stillbefürworter gehen davon aus, dass fast jede Mutter stillen kann, wenn sie es nur will. Objektiv gesehen sind über 95 Prozent aller Mütter in der Lage, ihr Kind zu stillen, bei den restlichen 5 Prozent stellen anatomische Verhältnisse wie zu wenig Drüsengewebe, Folgen einer Brustoperation, die Einnahme von stillunverträglichen Medikamenten und andere Ursachen ein zu großes Hindernis dar. Aber auch unter diesen 95 Prozent »stillfähigen« Müttern befinden sich gerade in der westlichen Welt sehr viele, die nicht oder zumindest nicht problemlos stillen können. Oftmals bleiben Stillschwierigkeiten trotz der besten Tipps und Tricks hartnäckig bestehen. In diesen Fällen davon zu sprechen, dass es schon klappen würde, wenn die Mutter nur *wollte*, ist fatal. Die Tatsache, dass die »Hilfe« mancher Beraterin aus Sicht der Mutter bevormundend oder gar als Zwang empfunden wird, begründet sich vermutlich oft darin, dass die Beraterin von sich selbst enttäuscht ist, wenn sie es nicht schafft, der Mutter zum erfolgreichen Stillen zu verhelfen. Indem sie sich selbst unter Druck setzt (»Eine gute Beraterin kann jedes Stillproblem lösen!«), kann sie der Mutter nicht erwartungsfrei begegnen. Dadurch entsteht tatsächlich ein zwar häufig subjektiver, aber für die Mutter sehr realer Stillzwang, der es ihr sehr schwer macht, den Wunsch abzustillen ehrlich auszusprechen. Stattdessen benutzt sie (wenn auch unbewusst) ihr Stillproblem als Rechtfertigung für ihre Entscheidung:

Sie würde ja gerne stillen, aber es klappe trotz aller Anstrengungen nicht. Die Beraterin wiederum erhält eine zweideutige Botschaft und muss sehr feinfühlig sein, um nicht in die falsche Richtung zu steuern: Statt die Mutter in ihrer individuellen Situation zu bestärken und zu entlasten, spornt sie diese schlimmstenfalls zu weiterem Einsatz an.

Hilfreich kann es von fachlicher Seite sein, das Thema Stillzwang ganz offen anzusprechen und der Mutter Raum zu bieten, ihren möglichen Abstillwunsch zu äußern. Ein offenes Gespräch kann die Mutter ermutigen, dass ihr Weg, egal wie er aussieht, der »richtige« sein wird und dass alle ihre Entscheidungen akzeptiert werden. Nur so kann sie der Beraterin und auch sich selbst gegenüber ehrlich sein.

4.2 Die kompetente Beraterin[6]

Die Gratwanderung zwischen der Aufgabe, Unterstützung für diejenigen Mütter zu bieten, die unbedingt stillen möchten, und jenen Müttern den Druck zu nehmen, die besser abstillen, ist sehr schwierig. Eine kompetente Beraterin verfügt über fundiertes und aktuelles Fachwissen, das sie einer Mutter gut verständlich und wertfrei vermitteln kann. Das allein reicht jedoch nicht aus, wenn Erfahrung und Einfühlungsvermögen fehlen. Es geht nicht nur darum, die »besten« Empfehlungen abzugeben, vielmehr ist es entscheidend, eine Mutter in ihren individuellen Bedürfnissen wahrzunehmen und ihr genau die Unterstützung zu bieten, die sie braucht. Während sich eine Mutter, die vom Stillen überzeugt ist, für lehrreiche Information und Hintergrundwissen interessiert, fühlt sich eine andere davon überfahren.

Fachleute, die Eltern beraten, werden bestenfalls auch in Bezug auf ihre kommunikativen Fähigkeiten geschult. Wie gut gewisse Gesprächstechniken umgesetzt werden, hängt von der betreffenden Person ab. Erstes Ziel sollte immer sein, zu der Mutter in Beziehung zu treten und Vertrauen aufzubauen. Tipps und Empfehlungen können erst aufgenommen werden, wenn sie sich von der Beraterin verstanden und akzeptiert fühlt. Informationen können noch so passend und korrekt sein; wenn die Mutter sich innerlich verschließt, weil sie eine Aussage der Beraterin als Kritik auffasst, wird sie nicht dafür offen sein, das Gehörte umzusetzen.

So ist es Aufgabe der Beraterin herauszufinden, für welche Lösungsmöglichkeit eine Mutter empfänglich ist und welche sie ablehnt. Was aus der Sicht der Beraterin eine gute und passende Empfehlung ist, kann für die Mutter völlig unvorstellbar sein. Persönliche, familiäre oder kulturelle Umstände können das Umsetzen eines Vorschlags unmöglich machen. Leider fehlen oft Zeit und Ruhe, um die wahren Hintergründe eines Stillproblems zu erkennen und anzugehen. Die moderne Version der E-Mail-Beratung wird zunehmend von Müttern (und Vätern) in Anspruch genommen; vermutlich vereinfacht es diese eher anonyme Form den Ratsuchenden, offen zu sein und sich abzugrenzen. Ohne zwischenmenschlichen Kontakt, bei fehlender nonverbaler Kommunikation, ist es für die Beraterin jedoch oft schwierig, das Gegenüber richtig einzuschätzen. Aber auch im persönlichen Gespräch kann es zu Unstimmigkeiten kommen, wenn die Fachperson nicht sensibel genug ist, die Gefühle der Mutter wahrzunehmen und ihre Aussagen richtig zu interpretieren.

»Für manche Beraterinnen ist es sehr schwierig, objektiv zu bleiben, wenn ihre Ansichten sehr von denen der Mutter abweichen. Hat sich die Situation bereits zugespitzt, kann es hilfreich sein, sich wieder auf die ursprüngliche Aufgabe einer Beraterin zu besinnen – ein Resonanzboden für die Mutter zu sein. Um diese Aufgabe erfolgreich zu erfüllen, müssen persönliche Meinungen, Gefühle und Erfahrungen in den Hintergrund treten, und die Mutter muss wieder in den Mittelpunkt gerückt werden. Die Arbeit der Beraterin besteht darin, der Mutter zu helfen, sich über ihre eigenen Gefühle klarzuwerden, ihr Informationen anzubieten und Möglichkeiten aufzuzeigen, die ihr helfen, eine informierte Wahl zu treffen. Da die Beziehung zwischen einer Mutter und einem Baby von größter Bedeutung ist, sollte die Mutter dazu ermutigt werden, Entscheidungen zu treffen, mit denen sie gut leben kann. Die wichtigste Botschaft sollte darin bestehen, die Bedeutung jeder Mutter für ihr Baby zu betonen. […] Das Selbstwertgefühl der Mutter und ihr Vertrauen in ihre eigenen Instinkte sollten gesteigert werden«, heißt es in einem Fachbuch für Stillberaterinnen.[7]

Ich werde immer wieder von Müttern und dem Verlauf ihrer Stillgeschichte überrascht. Es gibt Mütter, die große Zweifel haben, ob sie ihre Stillhürde überwinden können, einige berichten mir jedoch – manchmal erst Wochen später – ganz stolz, dass sie ihr Kind unterdessen mit Freude stillen. Oft haben sie eigene Wege gefunden und sich nicht (nur) an meine Empfehlungen gehalten. Andere Mütter, mit denen ich über das Abstillen spreche, um sie zu entlasten, sind darüber richtiggehend entsetzt und betonen, dass sie ihr Kind unbedingt stillen wollen. Ich stelle oft fest, dass vielen Müttern viel zu wenig zugetraut wird, dabei steckt viel Kraft und das Potential in ihnen, eigene, kreative Lösungen zu finden.

Gerade in der Stillberatung sind viele Fachleute sehr engagiert. Aufgrund des erworbenen Wissens und der positiven Erfahrung mit eigenen gestillten Kindern sind manche dermaßen vom Stillen überzeugt, dass sich Mütter von ihren Empfehlungen überfordert fühlen können. Gutgemeinte Ratschläge bergen die Gefahr einer zu starken Bevormundung, die oft wenig hilfreich oder sogar kontraproduktiv ist. Manchmal stimmt auch bei der besten Beratung die zwischenmenschliche Chemie nicht; hier hat jede Mutter das Recht, eine andere Fachperson anzufragen, von der sie sich besser verstanden fühlt.

Es scheint mir wichtig, dass Beraterinnen ihre Verantwortung für die Entwicklung einer Stillbeziehung nicht überbewerten, sonst setzen sie sich selbst unter Druck und sind dementsprechend enttäuscht, wenn eine Mutter trotz ihrer Unterstützung nicht voll stillen kann oder ganz abstillt. Es sind so viele verschiedene Faktoren an diesem komplexen physiologischen und psychologischen Vorgang beteiligt – die Beraterinnen spielen eine viel kleinere Rolle, als sie manchmal denken. Je mehr sie die Verantwortung über den Verlauf einer Stillbeziehung abgeben können und je weniger festgelegte Ziele sie anstreben, desto entspannter und offener können sie auf eine Mutter und deren Bedürfnisse eingehen.

> **Schlimm war es für mich, wenn ich meinem Kind auswärts die Flasche geben musste. Ich stellte mir vor, dass die Leute denken: Was, die stillt ihr Kind nicht! Was ist das denn für eine schlechte Mutter! Mir ging es jeweils besser, wenn ich den Leuten gleich am Anfang von meinen Stillproblemen erzählte, so als ob ich mich rechtfertigen müsste. Es war deprimierend, so oft und lange zu stillen und trotzdem nicht genügend Milch zu haben. Eine Zeitlang dachte ich, dass ich mich zwischen Stillen und dem Füttern von künstlicher Milch entscheiden muss. Wenn das Stillen nicht voll klappen würde, müsste ich damit aufhören. Als eine Stillberaterin mir von der Möglichkeit des Teilstillens schrieb, war das für mich eine enorme Erleichterung. Ich war zu diesem Zeitpunkt wirklich kurz vor dem definitiven Abstillen. Nun war aber endlich der Druck weg, möglichst viel Milch haben zu müssen. Das Teilstillen ist bis heute eine sehr gute Lösung für uns. Für mich ist es schön zu wissen, dass ich wirklich alles versucht habe, die Milchmenge zu steigern und mein Kind doch teilweise wertvolle Muttermilch bekommt.[8]**

Wenn das Stillen nicht (voll) klappt, obschon die Mutter unbedingt stillen möchte und die Beraterin zuversichtlich ist, dass die Hürde überwunden werden kann, dann ist das Teil- oder Abstillen für beide Seiten oft schwer zu akzeptieren. Für die von Stillproblemen betroffene Mutter ist es ratsam, der Beraterin gegenüber offen zu sein und ehrlich ihre Gefühle zu äußern, auch wenn es schwierig sein mag. Viele Mütter, die die Empfehlungen einer Beraterin als unstimmig empfinden und sich entscheiden abzustillen, melden sich nicht mehr. Eine Stillberaterin sollte jedoch den mütterlichen Wunsch akzeptieren und auch im Abstillprozess Unterstützung bieten können.

4.3 Allomütter[9] – Helfer oder Störer am Nest?

In ein soziales Netz eingebettet zu sein ist ein urmenschliches Bedürfnis und von unschätzbarem Wert. Schon zu Urzeiten waren Menschenmütter bei der Betreuung ihrer Kinder auf die Unterstützung anderer angewiesen. Ob diese nun ihr Kind gegen Raubfeinde oder artfremde Männchen zu verteidigen halfen oder an dessen Pflege beteiligt waren: Die Rolle der Allomütter oder Helfer am Nest, wie sie von Vogelforschern genannt werden, ist aus der menschlichen Erfolgsgeschichte nicht wegzudenken. Der Mensch zeichnet sich nicht in erster Linie durch Konkurrenzverhalten, sondern durch seine sozialen Fähigkeiten und eine gemeinschaftliche Kinderbetreuung aus, wie Blaffer Hrdy in ihrem Buch »Mütter und andere« überzeugend aufzeigt. Im Verlauf der Evolution entwickelte der Mensch erstaunliche und einzigartige Fähigkeiten zur Empathie und Kooperation.[10]

Alle Primaten halten ihre Jungen über einen langen Zeitraum immer im engen Körperkontakt, bieten Trost und Sicherheit.[11] Anders als bei einigen Menschenaffen, bei denen für die Aufzucht der Jungen nur die Mutter zuständig ist, wird bei Menschenkindern schon seit Urzeiten die Hilfe zusätzlicher Betreuungspersonen in Anspruch genommen (mit Ausnahme weniger Kulturen).[12] Dies stellt die zentrale Bedeutung der Mutter jedoch nicht in Frage. Denn wenn ein Kind auch von anderen Frauen getragen oder sogar gestillt werden kann, so ist es doch ganz stark an die Mutter gebunden. Die Bindung zwischen einer Mutter und ihrem Kind ist wie bei fast allen Säugetieren von grundlegender Bedeutung, am stärksten bei den Primaten, zu denen auch der Mensch gehört. Die Mutter ist für ein Menschen(affen)baby seine wichtigste Quelle von Körperwärme, Nahrung und Sicherheit und über viele Monate bis Jahre das Zentrum seiner Welt. Mit der Zeit wird es langsam in seine soziale Umgebung eingeführt und auch von anderen Angehörigen versorgt.[13]

Kein anderes Säugetier braucht so lange wie der Mensch, bis es ganz selbständig und geschlechtsreif ist. Würde die Aufgabe, ein Kind über so viele Jahre zuverlässig zu betreuen, nur einer einzigen Person zukommen, wäre dieser schwierige und lang andauernde Prozess viel zu störungsanfällig. Wie die Mütter im Pleistozän sind heute noch Mütter in ursprünglichen Kulturen nicht alleine für ihre Kinder verantwortlich. Sie leben in einem sozialen Gefüge, wo sie auf die Hilfe von Verwandten vertrauen können.[14] Ob eine Mutter ihr Kind aufziehen kann, hängt eng mit der verfügbaren Unterstützung dieser Allomütter zusammen. Wer beschützt das Kind, wenn die Mutter mit etwas beschäftigt ist? Wer ernährt und trägt es, wenn die Mutter nicht kann? Wesentlich für den sozialen Status und die Autonomie der Frau ist außerdem, ob sie nach der Heirat und Geburt des Kindes bei der Familie ihres Mannes lebt oder in ihrer eigenen Ursprungsfamilie bleibt. »Nahezu alle Zoologen sind sich darin einig, dass bei Säugetieren, die in sozialen Gruppen leben, im Großen und Ganzen die Töchter in der Nähe der Mutter und bei ihren matrilinearen Verwandten bleiben.«[15] In den menschlichen Kulturen finden sich sowohl matrilineare als auch patrilineare (hier zieht die Frau zur Familie des Mannes) Systeme. Zur Zeit der Jäger und Sammler waren die Menschen vermutlich matrilinear organisiert. Bleibt eine Frau nach der Heirat und Geburt ihres Kindes in ihrer Ursprungsfamilie, kann sie meistens auf die Unterstützung von Schwestern, Mutter und Großmüttern zählen. Diese stehen ihr bei der aufwendigen Betreuung ihres Babys mit Rat und Tat zur Seite. Diese Netzwerke der weiblichen Verwandtschaft entscheiden über das Wohlergehen von Mutter und Kind. Dabei muss beachtet werden, dass es nicht nur Mutter und Kind dient, wenn andere (zum Beispiel jüngere, noch kinderlose Frauen) sich um ein Baby kümmern, sondern dass diese jungen Allomütter wertvolle Erfahrungen sammeln können, die ihnen später, wenn sie selbst Kinder bekommen, von Nutzen sind.

Im westlichen Kulturkreis ist die Großfamilie weitgehend ausgestorben. Kaum jemand lebt als Erwachsener noch mit seinen Eltern unter einem Dach. Die Bedeutung der Allomütter hat stark abgenommen, was für Mutter und Kind viele Nachteile mit sich brachte. Bei Frauen mit wenig bis gar keiner Unterstützung vermindert sich der Kinderwunsch, und gleichzeitig nehmen Erschöpfungs-[16] oder postnatale Depressionen zu. Die Überforderung einer Mutter ohne soziale Unterstützung wirkt sich außerdem negativ auf die kindliche Entwicklung aus. Eine Mutter ist demzufolge eine »bessere« Mutter, wenn ihr zuverlässige Allomütter zur Verfügung stehen.[17]

Das moderne Kleinfamiliensystem bietet in Bezug auf die Kinderbetreuung kaum Vorteile. Im Normalfall sind die Eltern in einer westlichen Gesellschaft auf sich gestellt. Verwandte leben oft zu weit weg, um regelmäßig vorbeizukommen, oder sind berufstätig. Wenn Mütter überhaupt Unterstützung von ihrer Familie erhalten, dann höchstens während ein paar Stunden pro Woche. Die restliche Zeit müssen sie sich selbst organisieren.

Viele westliche Mütter können »nur« auf die Unterstützung ihres Partners zurückgreifen, was oft keine ausreichende Ressource ist. Denn der Partner, meistens Vollzeit berufstätig, fühlt sich oft genauso hilflos, erschöpft und überfordert wie die Mutter. So werden zunehmend bezahlte Betreuungsdienste in Anspruch genommen, mit dem Nachteil, dass die Betreuungspersonen für Eltern und Kind zunächst Fremde sind. Außerdem kommt es zumindest in Kindertagesstätten zu häufigen Wechseln, was den Bindungs- und Vertrauensaufbau erschwert.

Das soziale Netz, das eine Mutter im Idealfall trägt und unterstützt, kann aber auch belasten. Dann nämlich, wenn die Einmischung und Bevormundung die Mutter zusätzlich verunsichern und von ihrem Instinkt entfernen. In der Stillberatung berichten Mütter immer wieder davon, dass sich Kommentare der eigenen Mütter und Schwiegermütter negativ auf sie und die Beziehung zu ihrem Kind auswirken. Bemerkungen wie: »Was, jetzt stillst du schon wieder? Früher mussten wir ja vier Stunden warten …« sind aus fachlicher Sicht völlig veraltet und aus menschlicher Sicht entmutigend. Die Mutter, eigentlich auf die Unterstützung der Verwandtschaft angewiesen, distanziert sich daraufhin, um sich selbst und ihr Kind zu schützen. Sie kann nicht von der Erfahrung und dem Wissen der älteren Familienmitglieder profitieren, wie das in ursprünglichen Kulturen der Fall ist, vielmehr muss sie sich gegen »gutgemeinte« Ratschläge zur Wehr setzen. Da viele Frauen früherer Generationen nicht lange oder nicht nach heutigen Empfehlungen gestillt haben und oft wenig Verständnis dafür haben, dass die (Schwieger)Tochter ihr Enkelkind anders betreut, sind sie diesbezüglich nicht immer eine große Hilfe. Sie üben in den seltensten Fällen Stillzwang aus, eher fördern sie das frühe Abstillen.

> **Meine Mutter hat bei mir anfänglich immer Stress erzeugt, wenn ich unser Kind gestillt habe. Sie schien alles besser zu wissen und verstand nicht, weshalb ein Baby häufig und nach Bedarf gestillt werden muss. Auch dass unser Kind nachts bei uns schlief, hat sie immer kritisiert. Früher sei das halt ganz anders gewesen, hieß es von ihrer Seite.**
> **Zuerst habe ich mich jedes Mal furchtbar über ihre Bemerkungen aufgeregt und habe ihr meinerseits Vorwürfe gemacht, dass sie mich als Baby emotional vernachlässigt habe. Einmal, als wir zusammensaßen, fragte ich sie jedoch genauer über ihre eigenen Erfahrungen mit mir als Baby aus. Da erzählte sie mir, dass sie mich gern gestillt hätte, aber damals einfach zu wenig Milch hatte. Ich habe ihr versichert, dass es nicht ihr Fehler war, dass das Stillen nicht geklappt hatte. Es lag vielmehr daran, dass man Mutter und Kind zu jener Zeit voneinander trennte und die Stillabstände zu groß waren. Ich glaube, es tat meiner Mutter gut, darüber zu sprechen. Mir wurde bewusst, dass sie Neid und Trauer empfinden musste, wenn sie mein Kind und mich als friedliches Stillpaar sah. Auf jeden Fall hatten wir nach diesem Gespräch viel mehr Verständnis füreinander. Inzwischen erzählt meine Mutter ihren Freundinnen ganz stolz, dass ihr Enkelkind gestillt würde.**[18]

Auch andere Mütter, je nachdem, ob sie selbst stillen oder nicht, üben einen großen Einfluss aus. Das ständige Vergleichen unter

Müttern kann zu einem hässlichen Kampf ausarten. Wenn Mütter selbst vom Stillen überzeugt sind, fällt es ihnen häufig schwer, bei einer Freundin ein frühes Abstillen zu akzeptieren. Umgekehrt haben Mütter, die bereits abgestillt haben, oft Mühe zu verstehen, warum das Kind der Freundin noch gestillt wird. Am Thema »Stillen oder Nicht-Stillen« können Freundschaften zerbrechen. Erst wenn die eigenen Kinder größer sind, gelingt es vielen Müttern wieder, anderen Betreuungsstilen gegenüber toleranter und gelassener zu sein.

4.4 Der Abstillzwang

Viele Mütter möchten ihr Kind ein halbes Jahr voll stillen. Die fachliche Empfehlung diesbezüglich ist aktuell aufgrund widersprüchlicher Studienergebnisse umstritten, so dass heute oft geraten wird, bereits nach vier Monaten zuzufüttern, was jedoch häufig die Gesamtstilldauer verkürzt.[19]

Bei der Diskussion um den Stillzwang wird oft etwas Wichtiges vergessen: Während sich manche Mütter nach der Geburt ihres Kindes gedrängt fühlen, es zu stillen und dies als unangenehm empfinden, erleben stillende Mütter (zumindest im westlichen Kulturkreis) ein halbes Jahr später ein anderes Phänomen: Sie fühlen sich zunehmend unwohl, wenn sie ihr Kind an die Brust nehmen, und sie werden auf direkte oder subtile Weise zum Abstillen gedrängt.

Die Zwei-Jahresempfehlung der WHO empfinden manche Menschen als pure Zumutung, obschon so lange kaum eine westliche Mutter stillt. Die Vorstellung, ein Baby länger als ein Jahr zu stillen, ist für die meisten westlichen Menschen irritierend.[20] Jenen Müttern, die das trotzdem tun, ist es zunehmend peinlich, ihr Kind in Gesellschaft anderer an die Brust zu nehmen, und sie stillen fortan nur noch heimlich. Bestenfalls weiß der Vater und die engste Familie Bescheid. Diese Mütter bekommen höchst selten zu hören:

»Toll, dass du dein Kind so lange stillst!« Dafür können sie ein Lied davon singen, wie sie erstaunte Blicke ernten und sowohl von Familienangehörigen und Freunden als auch von Fachpersonen unverständliche bis vorwurfsvolle Äußerungen zu hören bekommen: »Was, du stillst dein Kind immer noch? Hast du denn noch Milch? Deine Milch ist doch nicht mehr nahrhaft! Du bindest dein Kind zu sehr an dich und solltest es endlich loslassen!«

So argumentieren auch manche Psychologen: Langzeitstillen hemme den kindlichen Autonomieprozess. Bis jetzt sind mir jedoch keine überzeugenden Erklärungen dazu bekannt, und auch der größte weltweite Kinderärzteverband betont, dass sich langes Stillen nicht negativ auf die kindliche Entwicklung auswirkt.[21] Selbstverständlich ist ein Stillkind durch sein Bedürfnis, bei Hunger, Durst, Unwohlsein und Ängsten an der Brust zu saugen, stärker an die Mutter gebunden als ein Kind, das gewohnt ist, auch von anderen Personen betreut zu werden, oder sich damit abgefunden hat, sich mittels Schnuller oder Übergangsobjekte (Schmusetuch, Kuscheltier etc. …) selbst zu beruhigen. Deswegen ist das abgestillte Kind jedoch nicht selbständiger oder emotional gefestigter als das Stillkind. Studien weisen vielmehr darauf hin, dass länger gestillte Kinder später über eine bessere psychische Verfassung verfügen.[22]

Stillen wird (je nach Kultur) ab einem gewissen Alter des Kindes nicht mehr toleriert. Das Einschlafen an der Brust findet in der westlichen Gesellschaft spätestens nach sechs Monaten keine Akzeptanz mehr.

Bei einem Besuch bei der Mütterberatung erwähnte ich, dass ich meine sechs Monate alte Tochter immer noch in den Schlaf stille. Die Mütterberaterin erwiderte, dass meine Tochter nun alt genug sei, selbständig einzuschlafen, und dass ich unbedingt unser Einschlafritual ändern müsse. Sie fragte mich außerdem, ob ich Mühe hätte, meine Tochter loszulassen.
Irritiert fragte ich mich tatsächlich, ob ich einen großen Fehler gemacht hatte, und überlegte mir, wie wir es in Zukunft handhaben würden. Aber meine Tochter weinte erbärmlich, als ich

ihr am selben Abend die Brust nicht mehr geben wollte.
Am nächsten Tag sprach ich mit einer guten Freundin, deren Kind schon älter ist. Sie beruhigte mich und sagte mir, ihr Sohn sei zweieinhalb Jahre lang immer an der Brust eingeschlafen. Dann habe er von selbst damit aufgehört. Das zu hören tat mir sehr gut. Ich hätte mich wegen einer in meinen Augen unterdessen höchst fragwürdigen Meinung beinahe von meinem Kind und vor allem auch von meiner Intuition distanziert. Heute lasse ich mich nicht mehr so schnell von meinem persönlichen Weg abbringen.[23]

Tatsache ist, dass Menschenkinder über den Großteil der Geschichte länger als ein Jahr gestillt wurden.[24] Dass dies für ihr Überleben und ihre Entwicklung unabdingbar war, habe ich erwähnt. Auf die Vorteile des Langzeitstillens möchte ich hier nicht eingehen und verweise auf die sehr informativen und fachlich fundierten Artikel von Nicole Ritsch »Was, du stillst noch?!«[25], einen gleichnamigen Vortrag von Elizabeth Hormann[26] und den Ausschnitt aus dem Buch »Kinder verstehen« von Herbert Renz-Polster, »Langzeitstillen: Wo ist das Problem?«[27] Erwähnen möchte ich einzig den verbesserten Immunschutz durch das längere Stillen. Untersuchungen haben nachgewiesen, dass die Antikörper in der Muttermilch ab sechs Monaten wieder ansteigen und das mobiler werdende Kleinkind weiterhin gut gegen Infektionen schützen.

Wenn Mütter jedoch länger als sechs oder zwölf Monate stillen, werden sie mit einem anderen, unbedingt überdenkenswerten gesellschaftlichen Zwang konfrontiert: Dem *Ab*stillzwang. Es scheint paradox zu sein; zuerst fühlen sich manche Mütter zum Stillen gezwungen, Monate später werden sie davon abgehalten! Hut ab, wer es schafft, eine selbstbestimmte Entscheidung zu treffen, die alle äußeren Meinungen und Ratschläge außer Acht lässt, dafür jedoch die eigenen Wünsche, Gefühle und Bedürfnisse und vor allem auch die des Kindes berücksichtigt.

Mein Sohn ist nun zwei Jahre alt und genießt es noch immer sehr, gestillt zu werden. Er fragt nicht nur vor dem Schlafen und beim Aufwachen nach meiner Brust, sondern auch oft am Tag; nach dem Baden, vor jedem Mittagsschlaf und nach den Mahlzeiten. Ich möchte ihn gerne tagsüber abstillen, das heißt, ich möchte ihn nur noch abends und am Morgen stillen. Er ist jedoch sehr, sehr unglücklich und weint kläglich, wenn ich ihm die Brust verweigere. Seine Augen leuchten förmlich, wenn er mich anschaut und um Milch bittet. Obschon er viele andere Nahrungsmittel isst, zeigt er keine Anstalten, weniger oft die Brust zu verlangen. Er trinkt sehr genüsslich, und es scheint mir, dass es ihm vor allem um den innigen physischen Kontakt geht. Er ist ein sehr sinnliches und sensibles Kind. Ich fühle mich hin und her gerissen, bin oft angespannt und habe wenig Energie, obwohl ich für eine gesunde und ausgewogene Ernährung sorge. Meine Umgebung meint, dass es ungesund sei, ein Kind in diesem Alter noch zu stillen. Zudem habe meine Milch doch keinen Nährwert mehr.[28]

In vielen Stillberatungen berichten Mütter von ihrer zunehmenden Erschöpfung, die ihr Umfeld sehr häufig auf das Stillen zurückführt und zum Abstillen drängt. Wenn Mütter erfahren, dass nicht an sich das Stillen, sondern der 24-Stunden-Job mit einem Kind und die fehlende Unterstützung kräftezehrend sind, gestehen sehr viele, dass sie eigentlich gerne weiterstillen möchten. Sie würden das Stillen genießen und auch merken, wie gut es beiden tue, es würden ihnen bloß die Argumente fehlen, um ihr Verhalten gegen außen zu rechtfertigen. Informierte Mütter atmen häufig auf und versichern nach der Beratung, gar nicht *so* erschöpft zu sein. Das, was viel Energie geraubt habe, sei die große Verunsicherung und Angst, alles falsch zu machen. Bestätigt durch die Beratung, haben sie oft wieder Kraft und Zuversicht, ihr Muttersein auf intuitive Weise zu leben.

Der gesellschaftliche Druck, dem langzeitstillende Mütter ausgesetzt sind, hängt mit einem Phänomen zusammen, mit dem auch Mütter konfrontiert werden, die nicht (mehr) stillen: Die Verwöhn-Angst.

> Ich stehe sehr selbstbewusst im Leben und habe mich stets auf meine Intuition verlassen, was sich immer als richtig erwiesen hat. Außerdem arbeite ich in einem Beruf, der verlangt, dass ich vorgefasste Meinungen hinterfrage und genauer nachforsche. So bin ich auch gewohnt, gegen den Strom zu schwimmen, meine eigene Meinung zu haben und dafür einzustehen. Seit einem Jahr bin ich Mutter einer Tochter. Ich bin dankbar, dass ich zu Hause gebären konnte, was dazu führte, dass meine Tochter vom allerersten Moment in unserem Heim willkommen war und sogleich unsere Nähe spüren konnte. Leider wurde sie im ersten halben Jahr von Koliken geplagt und brauchte auch deshalb sehr viel Körperkontakt. Zu Beginn war das für mich gewöhnungsbedürftig, da ich es gewohnt war, unabhängig und nicht so eng mit einem Menschen verbunden zu sein. Leider erhielt ich von meinem näheren Umfeld nicht die Unterstützung, die ich dringend gebraucht hätte, was mich sehr erschöpfte. Anstatt mir unter die Arme zu greifen, mehrten sich die Stimmen, die sagten, dass es mir viel besser ginge, wenn ich meine Tochter von Beginn weg nicht so mit Nähe verwöhnt und sie stattdessen auch mal schreien gelassen hätte. Von da an stieg der Druck, etwas zu verändern, und ich musste mich je länger desto mehr für meine intuitiven Handlungen rechtfertigen.[29]

Nicht alle Mütter sind jedoch selbstbewusst genug, sich und ihrem Kind in solchen Situationen treu zu bleiben. Gerade beim ersten Kind ist die Angst, einen kleinen »Tyrannen« heranzuziehen, groß. Andere Mütter, die die Sorge, ihr Kind mit zu viel emotionaler Zuwendung zu verwöhnen, bereits verinnerlicht haben, lassen es gar nicht erst zu Diskussionen mit der Umgebung kommen und halten von Anfang an eine gewisse Distanz zu ihrem Kind. Die ungestillten emotionalen Bedürfnisse des Kindes führen hingegen dazu, dass es in seinem Autonomieprozess behindert und gerade deswegen sehr fordernd ist.

In manchen stillfreundlichen Krankenhäusern, Praxen von Kinderärzten und Gynäkologen hängen Plakate oder es liegen diverse Broschüren auf, die Mütter zum Stillen animieren und darüber informieren. Das ist ein durchaus wichtiger Aspekt der Stillförderung. Eine Mutter, die nicht stillen möchte oder Probleme damit hat, kann sich dadurch jedoch bevormundet und beeinflusst fühlen.

> **Ich erinnere mich, dass ich einmal im Tram saß. Es war gerade Weltstillwoche und auf Plakaten waren Babys abgebildet, die auf Tafeln forderten, doch bitte gestillt zu werden. Ich habe mich gefragt, ob jemand bei dieser Aktion überlegt hatte, wie so etwas auf Mütter wie mich wirkt, die nicht stillen können.**[30]

Schwangere Mütter erhalten viel Werbematerial und Informationen rund um die bevorstehende Mutterschaft. Dabei befinden sich sowohl Unterlagen, die das Stillen befürworten, als auch Schnuller und Informationen über künstliche Säuglingsmilch (wenn auch nur für Folgemilch). Anhand fachlicher Texte und Erfahrungsberichte in Internetforen kann eine Mutter sich auch dort vielfältig über das Thema informieren.

Stillende (Vor)Bilder in der Öffentlichkeit sind jedoch rar, obschon sich in letzter Zeit einige prominente Mütter positiv zum Thema Stillen geäußert haben. Die Fotos der glücklich stillenden Schauspielerin Angelina Jolie gingen um die Welt. Das deutsche Fotomodell Claudia Schiffer erzählte in einem Interview, sie habe ihren Sohn zwei Jahre lang gestillt und deshalb so rasch abgenommen. Fotomodell Gisèle Bündchen vertrat die Ansicht, Stillen sei so wichtig, dass alle Mütter dazu verpflichtet werden müssten; ihre extreme Haltung wurde heftig kritisiert.

Kürzlich erhitzte das Cover des »Time Magazine« die amerikanischen und europäischen Gemüter.[31] Zu sehen ist die Amerikanerin Jamie L. Grumet, die ihren auf einem kleinen Stuhl stehenden, dreijährigen Sohn stillt und dabei selbstbewusst in die

Kamera schaut. Von schön über mutig bis ekelhaft sind die Kommentare zum Bild; ganz kaltzulassen scheint es niemanden. Die abgebildete Mutter, die selbst sechs Jahre lang gestillt wurde und sich für einen bindungsorientierten Erziehungsstil einsetzt, berichtete, dass sie nach Erscheinen des Magazins auf der Straße beschimpft wurde. Auch hierzulande fragen Medien: Ist das [lange Stillen] gesund oder Kindesmissbrauch?[32] Abgesehen davon, dass ein Kind nicht gezwungen werden kann, weiterhin an der Brust der Mutter zu saugen, wenn es nicht mehr will, stellt sich bei der ganzen Aufregung die Frage: Weshalb reagieren die meisten westlichen Menschen so entsetzt auf das Bild einer Mutter, die ein bereits älteres Kind stillt? Die entblößte weibliche Brust löst heute weitgehend sexuelle Assoziationen aus – folglich empfinden viele Menschen den Anblick eines älteren Kindes, das gestillt wird, als peinlich oder gar pervers. Auch einige Stillbefürworter reagierten empfindlich auf das erwähnte Cover und meinten, es wirke sich kontraproduktiv auf das Stillen aus. (Langzeit)Stillen sei letztlich doch eine persönliche Angelegenheit und müsse nicht öffentlich zelebriert werden.

In letzter Zeit fanden sich in den Medien sogar Bilder stillender Politikerinnen, die damit zeigten, dass die eigenhändige Betreuung des Kindes und eine gesellschaftlich wichtige Position sich nicht ausschließen. Da in diesem Fall jedoch kleine Babys gestillt wurden, ernteten sie keine entsetzten Reaktionen, sondern vielmehr Bewunderung. Ganz allgemein wurde in den Medien in den letzten Jahren jedoch eher negativ über das Stillen und die Stillförderung berichtet. Mehrere Zeitungsartikel klagten über einen gesellschaftlichen Stillzwang (siehe hinten in der Endnote 1 des 1. Kapitels eine Zusammenfassung einiger in den letzten Jahren erschienenen Medienbeiträge). Ein Fernsehbeitrag rückte das Langzeitstillen in ein schlechtes, geradezu pathologisches Licht.[33] Damit die Diskussion hilfreich ist, muss sie differenziert geführt werden und sich an Mensch und Wissenschaft orientieren.

Von einer Überflutung an Texten und Bildern zum Thema Stillen kann keine Rede sein, sowohl in Filmen als auch in Büchern sind Stillkinder wenig präsent. Wo auch immer Symbole für Babys verwendet werden (zum Beispiel auf Geburtsanzeigekarten), sind dies meistens Schnuller und Trinkflasche. Bei vielen Puppen für Mädchen ist die Flasche zum Füttern gleich mit dabei. Dies alles führt dazu, dass Kinder schon von klein auf vermittelt bekommen, Säuglinge würden mit einer Flasche ernährt und ihr Saugbedürfnis mit einem Schnuller erfüllen. Dass ein Menschenkind aus natürlicher Sicht an der Brust seiner Mutter saugend ernährt und getröstet wird, wird in der Öffentlichkeit fast gänzlich ausgeblendet. Das »Breast Milk Baby«, eine Puppe, die von Mädchen spielerisch gestillt werden kann, führte zu empörten Reaktionen.[34]

Mit Stillen lässt sich kein Geld verdienen, Werbung für künstliche Säuglingsmilch hingegen ist allgegenwärtig. In Supermarktregalen findet sich eine große Auswahl an Milchpulver, Flaschen und Schnullern. Stillhilfsmittel können hingegen nur in Apotheken und Spezialgeschäften bezogen respektive müssen meistens bestellt werden.

4.6 Gesellschaftliche Herausforderungen moderner Mütter

Westliche Frauen verfügen im 21. Jahrhundert größtenteils über Möglichkeiten, von denen ihre weiblichen Vorfahren kaum zu träumen wagten. Als Mädchen besuchen sie dieselben Schulen wie Jungen, sie können sich denselben Freizeitaktivitäten widmen, dieselben Ausbildungen in Angriff nehmen, und es stehen ihnen ähnliche berufliche Wege offen wie ihren männlichen Arbeitskollegen – das gilt zumindest für Frauen, die sich dafür entscheiden, keine Familie zu gründen. Die Realität einer beruflichen Karriere neben der Mutterschaft sieht nämlich nach wie vor nicht ganz so einfach aus, wie es den Frauen oft vorgegaukelt wird. Die vielgepriesene »Vereinbarkeit von Familie und Beruf« entpuppt sich nur allzu oft als schmerzhafter Spagat zwischen den Anforderungen der Arbeitswelt und den kindlichen Bedürfnissen.

Frauen können heute sexuelle Beziehungen eingehen, ohne befürchten zu müssen, schwanger zu werden und plötzlich alleine mit einem Kind dazustehen. Dank der Geburtenkontrolle können sie weitgehend selbst bestimmen, ob und wann sie ein Kind bekommen möchten, sie können die Anzahl Kinder mitbestimmen, sich ihren Lebenspartner selbst aussuchen und diesen auch wieder verlassen, ohne sozial geächtet zu werden, sie müssen sich nicht selbst oder nicht ausschließlich ihren Kinder widmen, sie können entscheiden, ob und wem sie die Kinder anvertrauen, während sie berufliche oder persönliche Ziele verfolgen. Natürlich gibt es innerhalb der individuellen Lebensentwürfe viele Grenzen und Einschränkungen. Im Großen und Ganzen haben westliche Frauen aber eine vor einigen Jahren noch unvorstellbare Freiheit erreicht und verfügen über ein zunehmendes politisches und wirtschaftliches Mitspracherecht.

Dass das Einschlagen eines relativ neuen Weges gerade für Mütter auch massive Unsicherheit, Zweifel und Gefühle der Überforderung mit sich bringen kann, wird erst auf den zweiten Blick ersichtlich. Nie zuvor haben sie (und zunehmend auch die Väter) sich vermutlich so desorientiert gefühlt. Einerseits fehlen häufig der Rückhalt einer Großfamilie und die Unterstützung einer sozialen Gemeinschaft. Andererseits können Frauen sich oft nicht mehr an ihren eigenen Müttern und Großmüttern orientieren, denn deren Leben erscheint aus heutiger Sicht nicht nachahmenswert zu sein. In der modernen westlichen Kultur ist nicht genau festgelegt, wie Mütter und Angehörige Kinder betreuen. Die individuelle Freiheit ist zwar wünschenswert, wirft jedoch viele Fragen auf: Wie häufig soll und darf ein Baby gestillt werden? Darf es bei der Mutter im Bett schlafen? Sollen die Eltern ihr Kind jedes Mal hochnehmen, wenn es sich meldet, oder sollen sie es auch mal schreien lassen? Dazu finden sich völlig widersprüchliche und leider oft wissenschaftlich nicht untermauerte Argumente, die für Eltern eher irritierend denn hilfreich sind.

Immer schon haben Mütter sich darüber Sorgen gemacht, ob ihnen jemand bei der Betreuung ihrer Kinder zur Seite stehen würde und wenn ja, wer. Das ist auch heute, in einer Zeit, in der Scheidungen zur Tagesordnung gehören, nicht anders. Nicht wenige Paare trennen sich innerhalb der ersten Jahre nach der Geburt ihres Kindes.[35] Diese Sorge hält »vernünftige« Mütter davon ab, sich ausschließlich ihrem Kind zu widmen. Gerade Frauen, die eine lange Ausbildungszeit und auch Berufserfahrung hinter sich haben, fällt es schwer, auf einmal keinen eigenen Lohn mehr zu bekommen und diesbezüglich abhängig zu sein. Es ist in ihren Augen vollkommen naiv, über Jahre hinweg blind auf die finanzielle Absicherung durch den Partner zu vertrauen. Was, wenn dieser sich plötzlich für eine andere Frau entscheidet und sie verlässt? Was, wenn ihm etwas zustößt oder wenn er seine Arbeitsstelle verliert? So fühlt sich eine Frau – sofern sie überhaupt die Wahl hat – in existentieller Hinsicht sicherer, wenn sie dem Berufsleben auch nach Geburt des Kindes nicht den Rücken zukehrt. Diese Entscheidung, wenn auch verständlich, wird oft auf Kosten der Mutter-Kind-Beziehung getroffen und kann den Alltag enorm erschweren.

Aufgrund der hohen Scheidungsrate gibt es zunehmend alleinerziehende Mütter, deren Situation sich noch schwieriger gestaltet. Waren sie vorher größtenteils finanziell abhängig vom Partner und finden nicht sofort eine geeignete Arbeitsstelle, werden sie nicht selten über Jahre zum Sozialfall. Alleinerziehende Mütter, die vorübergehend noch nicht arbeiten gehen und ihre kleinen Kinder in Fremdbetreuung geben möchten, geraten oft unter großen Druck, wie der folgende Bericht zeigt:

> **Nach einem Jahr mit zwei Kindern und einem 50-Prozent-Job erlitt ich eine Erschöpfungsdepression. Diese legte mich ein weiteres Jahr lahm. Ich war krankgeschrieben, musste einen Monat in stationäre Behandlung und bin heute, nach zwei Jahren, immer noch in Psychotherapie. Zudem muss ich zwangsläufig Medikamente nehmen, um den Alltag bewältigen zu können. Unterdessen habe ich mich vom Vater meiner Kinder**

getrennt und lebe vom Sozialamt. Die Menschen, mit denen ich dort in Kontakt komme, setzen mich seither unter Druck, meine Kinder in Fremdbetreuung zu geben, und so schnell wie möglich wieder eine Stelle anzunehmen. Dabei wird argumentiert, dass es mir doch guttun würde, als Mutter auch beruflich tätig zu sein. Es wäre doch eine Entlastung für mich, auch mal ohne Kinder zu sein, und dass ich mich so wieder mit anderen Menschen austauschen könne. Diese Aussagen implizieren, dass ich als Mutter einen eingeschränkten Horizont und keine sozialen Kontakte habe und dass man arbeiten geht, um sich von seinen Kindern zu erholen. Ich frage mich, um wessen Bedürfnisse es hier geht: Um meine eigenen und um die meiner Kinder oder um die des Staates? Ich erachte es als so wichtig, meine Kinder zu begleiten, zu lieben, zu fördern, zu trösten, ihnen Wurzeln zu geben und meine Werte zu vermitteln. Indem man mich von dieser Aufgabe »entbindet«, kehrt sich meine Erschöpfungsspirale nicht ins Positive.

Ich finde, Vollzeit-Mutter sein zu dürfen, ist etwas Wundervolles. Die innere Reifung durch die Mutterschaft und den Zuwachs an Kompetenzen – das kann keine Ausbildung bieten. Der Staat vergisst aus meiner Sicht, wie wichtig die Begleitung unserer Kinder, die unsere Zukunft sind, ist. Die sozialen Werte und erfüllten Bedürfnisse, die Eltern ihren Kindern mitgeben, tragen jene weiter und formen damit wieder eine neue Gesellschaft. Als Mutter wird man von außen immer wieder gedrängt, sein Kind ja nicht zu verwöhnen, es so schnell wie möglich »selbstständig« werden zu lassen und auf das harte Leben vorzubereiten. Aber ich bin der Überzeugung, dass Kinder, die in Geborgenheit und Liebe aufwachsen, dadurch viel selbständiger werden. Diese Kinder können ihr Potential und ihre Begabungen ausleben und unsere Welt mit Nächstenliebe und wunderbaren Ideen prägen. Für mich gehört es zur weiblichen Emanzipation, auch einfach Mutter sein zu dürfen und dafür gesellschaftliche Wertschätzung und Akzeptanz zu erhalten.[36]

Mütterliche Qualitäten stoßen auf wenig Anerkennung, zuverlässiges und liebevolles Eingehen auf die kindlichen Bedürfnisse wird kaum von jemandem gelobt, während Müttern allzu rasch vorgeworfen wird, ihr Kind zu sehr zu behüten oder aus purer Bequemlichkeit zu Hause zu bleiben. Dazu kommen die soziale Isolation und der fehlende Austausch mit anderen Erwachsenen. Auf einmal befindet sich eine zuvor berufstätige Mutter tagelang alleine mit einem Baby inmitten ihrer vier Wände, fühlt sich dadurch völlig wertlos und von ihrer Umwelt abgeschnitten. Still- und Beziehungsschwierigkeiten können diese Vereinsamung zusätzlich verstärken, wie die folgende Aussage zeigt:

> **Unser Sohn schrie in den ersten Monaten sehr oft und ich traute mich kaum, mit ihm das Haus zu verlassen. Er wollte sehr häufig gestillt werden, was bei mir großen Stress erzeugte, wenn wir unterwegs waren. Außerdem war gerade Winter, so dass ich jeweils nicht einfach in einem Park auf einer Bank sitzen und stillen konnte. Ich musste also immer einplanen, ob und wo es unterwegs eine Möglichkeit geben würde, unserem Sohn die Brust zu geben. War das nicht möglich, eilte ich mit einem schreienden Kind heim. So verließ ich in der ersten Zeit unser Haus kaum, litt dafür unter dem Alleinsein.**[37]

Das Bedürfnis nach sozialer Zugehörigkeit wird nicht allein dadurch erfüllt, dass die Mutter an ihren Arbeitsplatz zurückkehrt. Dadurch hat sie zwar wieder Kontakt zu anderen Erwachsenen, muss sich jedoch von ihrem Kind trennen. Vielmehr wünschen sich viele Mütter, zusammen mit ihrem Kind gesellschaftlich integriert zu sein.

4.7 Entweder – oder: wo bleibt die versprochene Vereinbarkeit?

Die kurze Epoche, in der manche Mütter es sich leisten konnten, zu Hause zu bleiben und »nichts anderes« zu tun, als sich um ihr Baby und den Haushalt zu kümmern, während ihr Partner die Existenz sicherte, waren eine kurze Ausnahme in der westlichen Geschichte. Dieser im Vergleich zur heutigen Doppelbelastung vermutlich stressfreiere Zustand versprach jedoch nicht unbedingt persönliche Erfüllung, und die fehlende Möglichkeit, berufliche Ziele zu verfolgen, war für viele Frauen frustrierend. Heutige Mütter hingegen sind nicht länger ans Haus gebunden; vielmehr dürfen oder müssen sie bereits mit kleinen Kindern wieder ins Berufsleben zurückkehren. Gleichzeitig steigen die Erwartungen an die mütterliche Aufgabe: Kinder sollen nicht mehr nur »groß« werden, sondern sich zu intelligenten, gefestigten und glücklichen Erwachsenen entwickeln. Die dadurch entstehende Mehrfachbelastung bei oft gleichbleibendem Arbeitsaufwand zu Hause ist in vielen Fällen keine wirkliche Verbesserung für Mütter, für ihre kleinen Kinder schon gar nicht.

> **Der erste Arbeitstag – mein Sohn war gerade mal zwei Monate alt – rückte unweigerlich näher, und allein der Gedanke daran war unerträglich. Bis jetzt hatte ich die riesige Angst, die sich während der vergangenen Wochen in mir aufgebaut hatte, leugnen können. Nun erdrückte sie mich. Je näher der erste Arbeitstag kam, desto nervöser und unruhiger wurde ich. Dass es sich um ganz normale, biologisch angelegte Trennungsangst von meinem Baby handelte, war mir damals noch nicht klar. In mir hatte sich so sehr die Erwartungshaltung von der Mutter, die in ihren Job zurückkehrt, festgesetzt, dass ich es nicht einmal hinterfragte und deshalb auch mit niemandem über meine Gefühle reden mochte.**
> **Am ersten Arbeitstag war mir schlecht. Ich zitterte am ganzen Körper und vermisste mein Baby so sehr, dass sich alles falsch anfühlte. Ich wollte rund um die Uhr bei ihm sein und ihn stillen. Ich hatte ja keine Ahnung gehabt, wie sehr es schmerzte, für ein paar Stunden getrennt zu sein.**[38]

Während Frauen vor einigen Jahrzehnten durch die Mutterschaft ihre beruflichen Pläne begraben mussten, versuchen sie heute, beides auf die Reihe zu bekommen. Oft haben Mütter auch gar nicht die Wahl, ob sie ihr Kind selbst betreuen wollen oder nicht.

Die mehr oder weniger rasche arbeitsbedingte Trennung vom Kind und dessen Betreuung durch eine Drittperson ist für viele Familien eine Realität, zu der es keine (attraktive) Alternative gibt.

Natürlich gibt es Frauen, die ihren Traumjob auch kurzfristig nicht gegen das ausschließliche Mutterdasein tauschen wollen, die Betreuung ihres Kindes gerne abgeben oder beide Bereiche in ihrem Leben auf erfüllende Weise vereinbaren können. Aber sehr viele berufstätige Mütter arbeiten, um ihre Existenz zu sichern, ohne Aussicht auf eine den eigenen Wünschen entsprechende berufliche Karriere oder persönliche Verwirklichung. Außerdem sind die Ansprüche an eine hohe Lebensqualität gestiegen; der Luxus, sich jedes Jahr einmal oder mehrmals Urlaub zu gönnen, der Kauf eines Eigenheims und das Bedürfnis nach Konsumgütern erfordern häufig ein doppeltes Einkommen. Dass die Zunahme an materiellem Reichtum nicht automatisch zu einer Zunahme an Glück und Wohlbefinden führt, wissen zwar scheinbar alle, dennoch sind nur wenige Eltern bereit, den Gürtel enger zu schnallen, um durch zusätzliche Zeit und gegenseitige Zuwendung die Beziehungsqualität zu optimieren. Viele Menschen bereuen dies im Nachhinein und würden, wenn sie die Zeit zurückdrehen könnten, ihre Prioritäten anders setzen.[39]

Frauen kehren nach der Geburt auch deshalb rasch an ihren Arbeitsplatz zurück, weil sie sich mit der neuen Aufgabe wertlos fühlen. Vielen Frauen ist es unangenehm, »nur« Mutter zu sein, und sie fühlen sich als sozialer »Nobody«, solange sie keine berufliche Tätigkeit nennen können. Der Wert einer Leistung wird häufig am Einkommen gemessen. Während eine Tagesmutter oder Kleinkinderzieherin für die Betreuung fremder Kinder bezahlt wird, erhalten Eltern, die ihr Kind zu Hause aufziehen, einen Betrag, der höchstens als »Taschengeld« bezeichnet werden kann.

Wenn die bisherige Arbeitsstelle eine interessante und bereichernde Tätigkeit bot, kann die erste Zeit mit einem Baby sehr eintönig erscheinen. Zwar ist eine Mutter rund um die Uhr gefordert; sie sieht jedoch abends oft kein eindeutiges Resultat ihres

Aufwandes, wie das eventuell zuvor im Berufsleben der Fall war. Vieles, was eine Frau sich bisher im Leben aufgebaut hat, verliert durch das Muttersein weitgehend an Bedeutung. Das Erkennen neuer Ziele und Werte braucht Zeit und erfordert die Bereitschaft, sich intensiv mit sich selbst auseinanderzusetzen. Das kann zu Krisen führen, jedoch auch neue, bisher ungeahnte Türen öffnen.

Immer noch denken viele Mütter, dass Arbeit und Stillen nicht zu vereinbaren sind. Und tatsächlich gibt es viele Situationen, in denen Müttern das Weiterstillen neben der Berufstätigkeit sehr schwer gemacht wird.

> Ich stille meine Tochter noch, werde aber nächsten Monat meine Arbeit wiederaufnehmen. Als Polizistin bin ich fast die ganze Zeit mit einem Arbeitskollegen im Auto unterwegs. Zwar habe ich zwischendurch meine Pausen, die ich jedoch mit meinen männlichen Kollegen im Auto sitzend verbringe. Wie sollte ich da in Ruhe meine Milch abpumpen? Zudem arbeite ich häufig nachts, so dass mein Mann zu Hause ein Problem haben wird, unsere Tochter in den Schlaf zu begleiten, solange sie noch an der Brust einschläft.

> Ich arbeite in einem größeren Gastronomiebetrieb, wo es sehr hektisch zu- und hergeht und ich keine geregelten Pausen habe. Zwar gibt es Räumlichkeiten, wo ich mich zum Abpumpen kurz zurückziehen könnte. Aber oft lässt es die Arbeit nicht zu, dass ich eine Viertelstunde wegbleibe. Ich weiß, dass mir die Zeit zum Abpumpen gesetzlich zusteht; würde ich jedoch darauf beharren, hätte ich größere Konflikte in meinem Team.

> Ich stille meinen Sohn noch und versuche, an den Tagen, an denen ich arbeite, Milch abzupumpen. Als Lehrerin habe ich nach 45 Minuten immer zehn, manchmal zwanzig Minuten Pause. In dieser Zeit muss ich jedoch oft Fragen beantworten oder die nächste Stunde vorbereiten. Wenn ich noch auf die Toilette gehe, ist die Pause schnell vorbei. Auch die Stunde am Mittag ist oft zu kurz, um abzupumpen. Wenn ich dies »schnell-schnell« noch erledigen will, fehlt mir dann meistens die nötige Ruhe, damit die Milch überhaupt fließt.[40]

Dass sich eine Mutter neben ihrem Kind noch um andere Arbeiten kümmerte, war schon immer so. Die ursprüngliche Kinderbetreuung hat jedoch nicht den Tagesablauf einer Mutter bestimmt, vielmehr lief sie so nebenbei. Da jedoch das evolutionäre Modell die kindlichen Bedürfnisse gleichzeitig optimal erfüllte, waren sowohl Arbeit als auch Mutterschaft ideal zu vereinbaren; im Gegensatz zu heute, wo »Vereinbarkeit« eigentlich ein »Entweder-oder« bedeutet. Über den Großteil der Menschheitsgeschichte hinweg verursachte die Geburt eines Kindes keinen sozialen Ausschluss. War eine Frau in eine Gemeinschaft integriert, gehörte sie nach der Geburt ihres Kindes nach wie vor dazu. Sie widmete sich vielleicht eine Zeitlang ausschließlich ihrem Kind, jedoch ständig in Gesellschaft vertrauter Menschen. Die anderen Frauen gaben ihr Wissen und ihre Erfahrung an sie weiter, halfen ihr, sich um das Baby zu kümmern, und bestärkten sie in der neuen Rolle. Wurde das Kind größer und die Mutter in dessen Betreuung routinierter, widmete sich die Mutter zunehmend wieder ihrer Arbeit. Ihr Kind schlief dabei zuerst mehrheitlich noch in einem Tuch an ihrem Körper, saß später zu ihren Füßen am Boden und spielte oder befand sich in einer spielenden Kindergruppe.

Und genau das, so meine persönliche Erkenntnis aus meiner Beratungstätigkeit, ist die Lebensform, die viele Mütter sich wünschen: ihren beruflichen oder persönlichen Interessen nachzugehen und sich weiterhin als wertvolles Mitglied der Gesellschaft zu fühlen, ohne dafür eine örtlich und zeitlich große Distanz zu ihrem Kind eingehen zu müssen. Nicht der Wunsch, Kinder zu haben und gleichzeitig berufliche Erfüllung zu erleben, ist das eigentliche Problem: Der Konflikt entsteht dadurch, dass die meisten Mütter ihre berufliche Tätigkeit nicht erfüllen können, ohne sich von ihren Kindern trennen zu müssen. Sie müssen sich entscheiden (falls sie die Wahl haben): Entweder erfülle ich die Bedürfnisse meines Kindes nach meiner Nähe und Geborgenheit, oder ich verfolge meine persönlichen/beruflichen Interessen. Dieses Dilemma macht eine Familiengründung tatsächlich nicht besonders attraktiv, und führt unter anderem dazu, dass die Geburtenrate in vielen westlichen Ländern so tief ist.[41] Durch eine größere Anzahl Kitaplätze wird auf politischer Ebene versucht, die Situation zu verbessern. Dabei wird jedoch ignoriert, dass viele Eltern ihr Kind zumindest in den ersten Jahren gerne eigenhändig betreuen würden.

Auch der private Alltag ist oft nur schwer mit kleinen Kindern zu vereinbaren, da jene in vielen öffentlichen Räumen nicht erwünscht sind. In Restaurants, Läden oder Museen gibt es kaum blickgeschützte und ruhige Ecken, wo ein Kind gestillt werden kann. Das auswärtige Essen mit einem aktiven Kleinkind ist eine enorme Herausforderung, wenn es nicht zufällig eine attraktive Spielecke in der Nähe des Tisches gibt. Auch Bus- und Bahnfahrten sind für Familien oftmals anstrengend, da die Kleinen – in den Augen mancher Mitreisender – zu laut und zu zappelig sind.

Abgesehen von der »No-kids-allowed«-Bewegung,[42] die sich darum bemüht, Kinder zunehmend im öffentlichen Raum zu verbieten, zeichnet sich jedoch langsam ein gesellschaftliches Umdenken ab. So gibt es unterdessen Apotheken, die »Stillzonen« anbieten oder vermehrt Restaurants mit Spielecken für die Kleinen.

Aus wirtschaftlicher Sicht gibt es keinen Stillzwang; moderne Arbeits- und Lebensbedingungen halten Mütter viel eher vom Stillen ab, anstatt sie dazu zu drängen. Es ist eigentlich erstaunlich, dass das lange Stillen von Kindern von Arbeitgebern nicht vermehrt unterstützt wird, da Stillkinder nachweislich weniger oft, und wenn doch, weniger lange krank sind, so dass ihre Mütter seltener ausfallen. Gesündere Kinder bedeuten auch besser erholte Mütter, die leistungsfähiger sind. Laut einer Untersuchung sind Mütter, die Teilzeit arbeiten, zwar zufriedener als Mütter, die zu Hause bleiben, jedoch nur, wenn ihr Kind gesund ist. Da auch Kinder, die in außerfamiliären Betreuungseinrichtungen versorgt sind, häufiger krank sind als solche, die zu Hause betreut werden, schwächt dies den Vorteil der mütterlichen Berufstätigkeit wieder ab.[43]

Auch berufstätige Mütter können ihr Kind weiterhin stillen. Wenn sie ganztags vom Kind getrennt sind, müssen sie zumindest im ersten Lebenshalbjahr zwei- bis dreimal ihre Milch abpumpen. Bei Fragen zur Auswahl einer geeigneten Pumpe, zum Transportieren und Aufbewahren der Muttermilch können sie sich an eine Stillberaterin wenden. Wenn sie nur halbtags arbeiten oder wenn es möglich ist, den Mittag mit dem Kind zu verbringen, kann das Abpumpen eventuell umgangen werden.

Am besten fühlen sich in der Regel diejenigen Mütter, bei denen sich der Vater um das Kind kümmert, aber die wenigsten Familien können ihr für die Existenzsicherung nötiges Arbeitspensum von mindestens 100 Prozent passend aufteilen. Wer Glück hat, kann auf die Unterstützung von Großeltern zählen. Eine Mutter wird nur dann wirklich Freude an der außerhäuslichen Arbeit haben, wenn sie ihr Kind in guten Händen weiß. Die Fremdbetreuung durch eine Tagesmutter oder in einer Kindertagesstätte ist eine für alle Beteiligten große Herausforderung, weil die neue Betreuerin keine der Familie vertraute Bezugsperson ist. Das Kind muss, um sich auch in Abwesenheit seiner Mutter sicher und geborgen zu fühlen, zu einem neuen Menschen eine Bindung aufbauen. Das braucht Zeit, viel Feingefühl und Verständnis der Erzieherin oder Tagesmutter. Für Kinder, die von ihrer Mutter nach Bedarf gestillt werden und gewöhnlich an der Brust einschlafen, kann die Fremdbetreuung eine belastende Umstellung bedeuten. In manchen Einrichtungen werden Babys immer noch nach festen Zeiten gefüttert und (alleine) schlafen gelegt. Nicht alle Betreuerinnen sind erfreut, abgepumpte Muttermilch aufzuwärmen und sich nach den unregelmäßigen Bedürfnissen des Kindes zu richten. Bei einem ungünstigen Betreuungsschlüssel aufgrund Personalmangels ist dies auch bei besten Absichten kaum möglich. Wenn Kinder über den Abschied von ihren Müttern traurig sind und ihren Schmerz zum Ausdruck bringen, wird aus demselben Grund oder pädagogischen Überzeugungen nicht immer feinfühlig darauf eingegangen. Irgendwann akzeptieren sie den Zustand zwangsläufig und, falls die Betreuung liebevoll auf das Kind eingeht, lernen damit umzugehen. Aber die Mutter muss ihre Tränen oft unterdrücken und kann ihren Schmerz nicht äußern, weil man ihr sonst vorwirft, sie würde ihr Kind nicht loslassen wollen. Es sei ihre Schuld, dass sich das Kind bei der Trennung jedes Mal so schwer tue, es spüre halt, dass seine Mutter nicht dazu bereit sei.

> Ganz tief in meinem Inneren spürte ich seit der Geburt meines ersten Kindes, dass ich für eine lange Zeit einfach »nur« Mutter sein möchte. Aus finanziellen Gründen musste ich jedoch nach zehn Monaten wieder berufstätig sein, was mich enorm belastet hat. Die Trennung von meinem Kind habe ich als äußerst schwierig erlebt. Anfangs war meine Tochter in einer öffentlichen Kita. Ich wollte sie unbedingt weiterhin stillen, ihr dadurch Sicherheit und die bestmögliche Nahrung geben.
> Schon beim Aufnahmegespräch in der Kita merkte ich jedoch, dass mein Vorhaben sehr schwierig sein würde. Ich hatte vor, jeweils in meiner Arbeitspause zu kommen, um mein Kind zu stillen. Dies wurde von der Erzieherin wenig erfreut aufgenommen, mit der Begründung, das Kind würde so jedes Mal leiden, wenn es sich wieder von mir verabschieden müsse. Außerdem sei es mit zehn Monaten doch nicht mehr nötig, ein Kind zu stillen. Ich habe gemerkt, dass in einer Kita sehr fixe Strukturen herrschen und individuelle Lösungen ein Problem darstellen können. Ich wollte mein Kind in vertrauensvolle Hände geben, die ihm das Beste, eben auch Muttermilch und die Nähe zur Mutter, ermöglichen. Es war für mich sehr schwer, es jeden Tag mit verweinten Augen abzuholen. Wenn ich die Wahl gehabt hätte zwischen Job und Kind, hätte ich mich bis zum Schulalter nur für mein Kind entschieden.
> Mein Arbeitgeber hat mich nicht darin unterstützt, Muttermilch abzupumpen. Auch meine Arbeitskollegen hatten kein Verständnis, obschon sie sahen, dass ich im Pausenraum, wo jederzeit jemand hereinkommen konnte, abpumpen musste und nicht einmal Zeit hatte, etwas zu essen. Weder am Arbeitsplatz noch in der Kita habe ich je gespürt, dass man mich zum Stillen zwingen wollte – im Gegenteil.[44]

Babys und Kleinkinder binden sich im Idealfall an ihre Mutter, ihren Vater oder ein bis zwei weitere Bezugspersonen, in deren Gegenwart sie sich sicher und geborgen fühlen. Bei Trennungen wird bei einem gesunden Kind das natürliche Bindungsverhalten aktiviert, das heißt, es drückt durch Schreien seine Angst und Trauer aus.[45] Dies wiederum macht es für viele Mütter (und bestimmt auch Väter) genauso qualvoll, ihr Kind morgens häufig weinend bei einer weniger vertrauten Betreuungsperson zurückzulassen und bis am Abend die Distanz und die damit verbundene Ungewissheit, ob es dem Kind wohl gutgeht, zu überstehen.

Die Rückkehr an den Arbeitsplatz ist für die meisten Mütter schwierig, egal, ob sie stillen oder nicht. Die zusätzliche Aufgabe, auch bei einer längeren Trennung die Milchproduktion aufrechtzuerhalten und während der Arbeitszeit Milch abzupumpen, kann die Belastung noch vergrößern. Bei vielen Müttern geht wegen dem Stress anfangs die Milchmenge zurück und manche Kinder weigern sich, in Abwesenheit der Mutter etwas zu sich zu nehmen. Lieber warten sie, bis sie abends gestillt werden. Dieser Zustand kann für alle Beteiligten belastend bis unerträglich sein. Manche Mutter wagt außerdem nicht, die ihr gesetzlich zustehende Stillzeit am Arbeitsplatz einzufordern. Aus Angst vor Konflikten oder vor dem Verlust des Arbeitsplatzes wird das Kind noch vor dem Ende des Mutterschaftsurlaubes abgestillt. Die Wiederaufnahme der Berufstätigkeit ist einer der meistgenannten Gründe zum Abstillen.[46]

Wenn das Pflichtgefühl einer Mutter ihrem Arbeitsplatz gegenüber größer ist als ihrem Kind gegenüber (was oft vom Arbeitgeber und den Kollegen erwartet wird), dann kann ein feinfühliges Eingehen auf die kindlichen Bedürfnisse sehr schwierig sein. Moderne Arbeitsbedingungen erfordern von den Angestellten Zuverlässigkeit und Pünktlichkeit. Dem gegenüber stehen die zeitlosen Bedürfnisse eines kleinen Kindes. Kinderbetreuung lässt sich nicht immer planen; es gibt Phasen, in denen ein Kind gut mit weniger Zuwendung klarkommt und sich neugierig für seine Umgebung interessiert, abgelöst von Zeiten, in denen physische und emotionale Faktoren (zum Beispiel Erkrankungen, Entwicklungsschritte, Fremden- und Trennungsangst) dazu führen, dass die Bezugspersonen, in erster Linie die Mutter, vermehrt gebraucht wird. Das Kind möchte auf einmal stündlich gestillt werden oder sucht die intensive Nähe zu seiner Mutter. Diese jedoch fühlt sich verpflichtet, ihre beruflichen Anforderungen, die meistens keine Rücksicht auf den momentanen Zustand des Kindes nehmen, zu erfüllen. Auf das Stillen, dessen Voraussetzungen für ein erfolgreiches Gelingen Ruhe und Entspannung sind, wirkt sich dies sehr negativ aus.

Viele stillende Mütter, die berufstätig sind und ihr Kind in Fremdbetreuung geben müssen, berichten jedoch davon, wie schön es ist, sich nach einem langen Arbeitstag als Allererstes mit ihrem Kind hinzusetzen und es zu stillen. Durch den intensiven Körperkontakt und das friedliche, tröstende Beisammensein können beide wieder zueinanderfinden.[47]

Ein sehr häufiges Phänomen ist, dass Stillkinder mit der Wiederaufnahme der Berufstätigkeit ihrer Mutter nachts vermehrt aufwachen und gestillt werden möchten. Sie versuchen damit, die verpasste Nähe, Zuwendung und eventuell auch Nahrung nachzuholen und können so die schmerzliche Entbehrung besser verarbeiten. Natürlich kann das für eine Mutter, die unter beruflichem Leistungsdruck steht, zu einer großen Erschöpfung führen. Häufig versuchen Mütter dann, das Problem durch Abstillen zu lösen, da sie hoffen, ihr Kind würde dadurch durchschlafen. Die Auslöser für das häufigere Erwachen sind aber sehr oft emotionaler Natur und können durch eine Ernährung mit künstlicher Säuglingsmilch nicht verhindert werden. Muss das Kind zusätzlich zur Trennungserfahrung von seiner Mutter auch noch den Verlust des Stillens verkraften, kann es überfordert sein und negativ reagieren.

Stillende Mütter, deren Kind fremdbetreut wird, fühlen sich häufig aufgrund ungünstiger Rahmenbedingungen des Betreuungsplatzes oder fehlendem Verständnis der Betreuungspersonen zum Abstillen gezwungen. Stillen sollte jedoch trotz Fremdbetreuung weiterhin möglich sein. Damit die Mutter sowohl in der Kita als auch an ihrem Arbeitsplatz in ihrem Vorhaben unterstützt wird, sind offene und klärende Gespräche im Vorfeld sehr zu empfehlen. Viele Mütter sind übermäßig darum bemüht, den anderen die Betreuung zu vereinfachen, was ihre eigene Situation erschwert. Da dabei häufig auch die Bedürfnisse des Kindes zu kurz kommen, und jene abends und am Wochenende mit schwierigem Verhalten reagieren, sind die Mütter doppelt gefordert.

5. Innere Einflüsse auf die stillende Mutter

5.1 Was eine Mutter zu dem Menschen macht, der sie ist

Die unterschiedlichsten Einflüsse wirken auf eine Frau ein und machen sie zu der einzigartigen Mutter, die sie ist. Stillen und Mutterschaft werden, neben psycho(bio)logischen vor allem durch soziale und kulturelle Faktoren beeinflusst, die darüber entscheiden, ob und wie eine Mutter ihre Aufgabe erfüllen kann. Würden die folgenden Aspekte vermehrt berücksichtigt, müsste eine Mutter, die früh abstillt, nicht die ganze Verantwortung für ihren Entscheid auf ihren eigenen Schultern tragen.

Zusammenfassend noch einmal die äußeren Faktoren:

— Familiäres Umfeld: Welches Beziehungs- und Bindungsmuster herrscht in der Ursprungsfamilie der Mutter vor? Ist der Umgang eher distanziert oder herzlich? Wird sie von ihrer Familie getragen und unterstützt oder wird sie kritisiert? Wohnen die Familienmitglieder in der Nähe und kommen regelmäßig vorbei?

— Beziehung, Partner: Wie sieht die Beziehung zum Partner aus? Unterstützt er sie in ihrer Aufgabe als Mutter? Ist er ein interessierter und liebevoller Vater/Partner?

— Freunde, soziales Netz: Gibt es unter ihren Freunden Eltern, von deren Erfahrung sie profitieren kann und die als Vorbilder positiv auf sie wirken? Hat sie regelmäßig Kontakt mit ihren Freunden oder fühlt sie sich sozial isoliert? Betreuen ihre

Freundinnen ihre Kinder selbst oder geben sie sie in Fremdbetreuung? Hat sie Kontakt mit stillenden Müttern?

— Kulturelle Einflüsse: In welchem kulturellen Umfeld lebt die Mutter? Was wird von ihr erwartet? Welche Normen und Werte herrschen vor?
— Sozialer Status, berufliche und finanzielle Situation: Ist eine Mutter gezwungen, rasch wieder an den Arbeitsplatz zurückzukehren? Fühlt sie sich von ihrem Arbeitgeber und ihren Arbeitskollegen verstanden und unterstützt? Muss sie sich Sorgen um die Existenz ihrer Familie machen?
— Bildung: Hat die Mutter eine höhere Ausbildung abgeschlossen? Weiß sie, wie und wo sie sich korrekte Informationen und hilfreiches Wissen beschaffen kann?
— Fachliche Begleitung in der Schwangerschaft, während und nach der Geburt: Fühlt sich die Mutter gut betreut? Hat sie Vertrauen in ihren Arzt, ihre Hebamme und andere Fachpersonen? Werden ihre Bedürfnisse und Sorgen berücksichtigt oder fühlt sie sich bevormundet? Gestaltet sich die Geburt nach ihren Vorstellungen und Wünschen? Wird der Beziehungsaufbau zum Kind nach der Geburt optimal unterstützt?
— Persönlichkeit und Temperament des Kindes: Ist ihr Kind zufrieden oder sehr fordernd und schwer zu beruhigen? Schreit es oft? Schläft es wenig?
— Gesundheitszustand des Kindes: Gedeiht ihr Kind gut? Ist es gesund? Braucht es spezielle Pflege? Kam es zu krankheitsbedingten Trennungen?

Generell lässt sich sagen, dass der Einfluss des Vaters/Partners größer ist als der von anderen Bezugspersonen. Sowohl das Alter als auch der Bildungsstand der Mutter wirken sich auf ihre Stillerfahrung aus. Laut Untersuchungen stillen ältere, gebildete und gut über das Stillen informierte Mütter eher sechs Monate lang ausschließlich.[1] Außerdem stillen Mütter in der Regel so lange, wie dies in ihrer Kultur üblich ist.

Neben den äußeren Faktoren, die das Stillen und die Mutterschaft beeinflussen, sind die inneren, psycho(bio)logischen und persönlichkeitsabhängigen Aspekte genauso bedeutend:

— Eigene Kindheit/Bindungsmuster: Wie wurde eine Frau von ihrer eigenen Mutter, ihrem Vater und/oder anderen Bezugspersonen betreut und umsorgt? Konnte sie zu ihren Eltern eine sichere Bindung aufbauen? Hat sie Liebe, Nähe, Zuwendung und Verständnis erfahren oder Vernachlässigung und Gewalt? Wurde sie selbst gestillt?
— Erfahrung: Hat sie im Lauf ihres Lebens bis an den Zeitpunkt ihrer Schwangerschaft andere Mütter im Umgang mit deren Kindern beobachten, begleiten oder sogar unterstützen können? Konnte sie sich vorher schon mit der Pflege und Betreuung eines Babys vertraut machen?
— Gesundheitszustand (physisch und psychisch): Kann die Mutter genügend Milch bilden? Fühlt sie sich fit genug zum Stillen? Leidet sie unter Schmerzen? Muss sie Medikamente nehmen oder Therapien machen? Leidet sie unter einer postnatalen Depression?
— Alter: Wie alt ist die Mutter?
— Persönlichkeit, Selbstvertrauen: Über welche persönlichkeitsbedingten Ressourcen verfügt sie? Traut sie sich zu, eine kompetente Mutter zu sein oder braucht sie ständig Unterstützung und den Rat von Fachleuten? Hat sie Zugang zu ihrer Intuition oder fällt es ihr schwer zu spüren, wie ihr individueller Weg aussieht?
— Körperbild/-empfinden: Ist die Mutter zufrieden mit dem Aussehen ihres Körpers/ihrer Brust? Fühlt sie sich attraktiv und weiblich? Stört es sie, wenn ihr Partner, ihr Kind ihre Brust berührt respektive wenn sie ihre Brust entblößen muss? Hat sie in der Vergangenheit einen sexuellen Missbrauch erlebt?

Sowohl Fachleute als auch Mütter gehen oft irrtümlicherweise davon aus, dass Stillen ein rein physiologischer Prozess ist und von daher mit dem nötigen Wissen und der richtigen Technik erfolgreich gemeistert werden kann. Die psychologischen Gegebenheiten, die die Gefühle und folglich auch den mütterlichen Organismus bestimmen, werden dabei zu wenig berücksichtigt. Alle Eindrücke und Erfahrungen werden abgespeichert, beeinflussen die neurologische Entwicklung und formen somit die Persönlichkeit eines Menschen.[2] Bei jeder Frau wird spätestens, wenn sie Mutter wird, die Beziehung zu ihrer eigenen Mutter wieder aktiviert. Dies sind meist unbewusste Prozesse, denn alles, was ein Mensch in der Säuglingszeit erlebt, wird im Körperbewusstsein abgespeichert und kann später nicht bewusst erinnert werden. Deshalb ist es sehr schwierig und zuweilen schmerzhaft, aber hilfreich, die eigene Mutter-Beziehung aufzuarbeiten und das persönliche Bindungsmuster zu erkennen.[3]

5.2 Mütter müssen genährt werden – Gespräch mit Giovanna Caflisch Allemann

»Stillen ist 90 Prozent Entspannung und 10 Prozent Know-how«, habe ich einmal gelesen und diesen Satz nie mehr vergessen. Eine Mutter kann sich noch so viel Wissen zum Stillen aneignen, wenn es ihre inneren und äußeren Lebensumstände nicht zulassen, dass sie entspannt sein kann, wird sie das Stillen möglicherweise als schmerzhaft erleben oder aber die Milch wird nicht (gut) fließen. Das Baby, frustriert über den spärlichen oder langsamen Milchfluss und dem Stress der Mutter ausgesetzt, wird höchstwahrscheinlich mit Schreien oder Unruhe reagieren, was die negativen Gefühle der Mutter noch verstärkt. Da entsteht eine Problematik, die zu komplex ist, als dass man sie in einer einfachen Stillberatung lösen könnte. Fachleute, die körpertherapeutische Methoden anbieten (wie meine Gesprächspartnerin im anschließenden Interview), können betroffene Mütter weiterführend unterstützen.

Sibylle Lüpold (S.L.): Frau Caflisch, welche Mütter kommen zu Ihnen in Behandlung?

Giovanna Caflisch (G.C.)[4]: Meistens handelt es sich um Mütter, deren Start in die Mutterschaft erschwert ist und bei denen es zum Beispiel Bindungsprobleme mit ihrem Kind gibt. Dies kann aufgrund schwieriger Schwangerschaft, Geburt, Wochenbett oder Stillbeziehung sein. Es sind überwiegend Frauen, die mit sich und ihrer neuen Aufgabe als Mutter hadern und die massiven Stress erfahren. Häufig sind sie physisch erschöpft. Viele von ihnen wissen zwar auf der kognitiven Ebene sehr viel über die Mutterschaft und Kinderbetreuung, sind aber ungenügend mit sich selbst verbunden und klagen über fehlende Muttergefühle.

Oft haben diese Mütter zudem ein Baby, das viel und scheinbar grundlos schreit. Der mütterliche Stress wird manchmal vom Baby zum Ausdruck gebracht. Werden dann der Fokus und die Erwartungen im weiteren Verlauf nur auf das Kind gesetzt, bleibt der Stresspegel hoch, und das Kind kann nicht zur Ruhe kommen. Ich kläre die Mütter zu Beginn der Therapie folgendermaßen auf: Ich arbeite primär mit dir, und wir beziehen dann nach und nach dein Kind mit ein. Die Emotionelle Erste Hilfe (EEH), deren ich mich dabei bediene, ist eine Form der Krisenintervention mit Elementen aus der Körperpsychotherapie. Ihr Ziel ist es, die Mutter-Kind-Bindung zu stärken. Sie lässt sich auch sehr gut bei der Vorbereitung auf eine bewusste Elternschaft einsetzen. Grundsätzlich kann mich jede Mutter aufsuchen, die bei ihrer Aufgabe an ihre Grenzen kommt, zum Beispiel, wenn ihr Kind im sogenannten Trotzalter ist.

Meine Lieblingsworte bezüglich meiner Arbeit sind: Herunterfahren, Verlangsamen, Zentrieren und Stabilisieren. Die

Mutter soll zuerst Halt in sich selbst finden, damit sie dann auch ihrem Kind Halt geben kann.

S.L.: Warum ist Stillen für heutige Mütter so schwierig?

G.C.: Informationen erhalten Mütter heute hauptsächlich via Ratgeberliteratur und Internet. Es fehlt jedoch eine innere Orientierung. Genau um das geht es dann in meiner Arbeit: Ich möchte eine Mutter einerseits darin unterstützen, Stress in ihrem Leben zu reduzieren und ihr Lebenstempo zu verlangsamen, andererseits soll sie in Kontakt mit ihrer inneren Stimme und ihrer Intuition treten. Eine Mutter, die nicht mit sich selbst verbunden ist, kann kaum Bindung zu ihrem Kind aufbauen. Der westliche berufstätige Mensch befindet sich ständig in einer unglaublichen Hektik und einem Aktivismus, der nach außen orientiert ist. Wir glauben, alles planen und bestimmen zu können, sogar die Empfängnis. Viele Frauen, die berufstätig sind und schwanger werden, haben Mühe damit, das Tempo ihrer bisherigen Lebensweise zu verlangsamen. Das kann dann auch zu Stillproblemen führen; es wird zu schnell und zu viel getan, obschon Stillen eigentlich ein passiver, zulassender Akt ist.

Von daher wäre es sehr sinnvoll, Frauen schon vor der Schwangerschaft auf das Muttersein vorzubereiten. Wenn sie lernen könnten, sich zu öffnen, loszulassen und einfach zu sein, könnten sie ihre Mutterschaft entspannter angehen und genießen.

Auch in unserer westlichen Gesellschaft können und müssen wir versuchen, Ruhe und Achtsamkeit in unseren Alltag zu integrieren. Das könnte schon im Kindergarten beginnen, wo Momente der Stille eingehalten würden. Wenn wir unser Tempo verlangsamen und innehalten, kommen wir in Kontakt mit unseren Emotionen, die nicht immer nur angenehm sind. Gefühle der Angst oder der Langeweile müssen dann ausgehalten werden können, dafür begegnen wir unserem Selbst. Der westliche Aktivismus könnte auch als Versuch bezeichnet werden, seinem eigenen Selbst nicht begegnen zu müssen. Dabei könnte genau dies die Wachstumschance für jeden Einzelnen sein. Hinzu kommt, dass viele Mütter unter einer großen Vereinsamung und sozialen Isolation leiden.

Um mit einem Neugeborenen in Beziehung zu treten, müssen wir ruhiger werden. Ein Baby will gestillt werden, nicht nur ernährungstechnisch. Dem messen wir viel zu wenig Bedeutung bei. Aber nicht nur das Baby muss sowohl mit Nahrung als auch mit emotionaler Zuwendung genährt werden, sondern auch die Mutter und der Vater! Bei uns werden die Mütter nach der Geburt viel zu wenig umsorgt. Wenn ich Paare auf die Geburt vorbereite, dann frage ich sie, wer sich im Wochenbett um sie (beide!) kümmern wird. Wer kommt vorbei, kauft ein, kocht und hilft im Haushalt? Manche Mütter sind wortwörtlich am Verhungern, weil sie kaum noch Zeit finden, sich hinzusetzen und in Ruhe zu essen.

Eine Mutter muss sich in einem nährenden und Sicherheit spendenden Umfeld befinden, damit sie sich auf ihr Kind einlassen und wirklich für es da sein kann. Diese die Mutter und das Kind schützenden Rahmenbedingungen sind in unserer Kultur oft nicht mehr gegeben. Zum Glück kommt es langsam zu einem gesellschaftlichen Bewusstseinswandel.

S.L.: Nehmen wir ein konkretes Beispiel: Eine Mutter klagt darüber, dass ihr Baby viel schreit, und sie ist besorgt, dass ihre Milch nicht ausreicht, um es zu ernähren. Genau dieser Stress kann dazu führen, dass die Milchmenge zurückgeht und/oder das Kind die Brust verweigert. Wie gehen Sie da vor?

G.C.: Als Allererstes versuche ich der Mutter zu helfen, sich selbst »anzubinden«. Sie muss die Konzentration weg vom Kind auf sich selbst lenken. Anstatt sich darüber Sorgen zu machen, ob und wie viel ihr Kind an der Brust getrunken hat, kann sie sich fragen: Wie fühlt sich das Stillen für mich an? Unter welchen Umständen kann ich das Stillen genießen? Und wenn sie sich auf ihr Kind konzentriert, dann indem sie es wirklich anschaut und zu spüren versucht, wie es ihm geht. Sieht es satt und zufrieden aus? Viele Menschen brauchen immer messbare Werte: Wie schwer ist ein Kind? Wie viele Milliliter Milch hat es getrunken? Das Vertrauen in die eigene Wahrnehmung kommt dabei völlig abhanden.

Das beginnt ja schon nach der Geburt: Da wird das Kind vermessen und muss nach einer bestimmten Zeit eine bestimmte Menge zugenommen haben. Wenn das nicht der Fall ist, wird Stress erzeugt, was die Stillprobleme vergrößern kann. Dabei könnte man Mutter und Kind einfach einmal in Ruhe sich kennenlernen und in der neuen Welt ankommen lassen. Zudem fokussieren viele sich auf das Kind, anstatt die Mutter auch einmal nach ihrem Befinden und ihren Bedürfnissen zu fragen.

Es kann vorkommen, dass Mütter beim Stillen mit der archaischen Angst in Kontakt kommen, dass ihr Kind nicht genug Nahrung bekommen könnte. Wenn wir uns bedroht fühlen, geraten wir automatisch in einen Stresszustand, in dem sich unser Körper auf Flucht oder Kampf vorbereitet. In modernen Spitälern herrscht oft eine Atmosphäre, die von Angst geprägt ist: Ärzte und Pflegende sind stets auf alle Komplikationen vorbereitet und befürchten, etwas zu verpassen. Dieser Stress, der sich dann auf die sensible Mutter überträgt, ist bindungsschwächend. Wie sollte sie da gleichzeitig genug Ruhe und Zuversicht haben, um sich auf ihr Baby einzulassen?

Eine Babywaage kann sinnvoll sein, wenn sie dazu eingesetzt wird, eine Mutter zu bestätigen. Wenn aber das Wiegen des Babys dazu führt, dass es bei einer Mutter Angst erzeugt und dadurch die Stillbeziehung beeinträchtigt, ist es kontraproduktiv.

S.L.: Was müsste an der Stillförderung verbessert werden?

G.C.: Jeder, der als Berater tätig ist, sollte zuerst einmal genau bei sich schauen. Einen anderen Menschen zu beraten, bedeutet ja nicht nur, Wissen und Techniken zu vermitteln, sondern in erster Linie eine Bindung aufzubauen. Ohne Bindung, ohne Vertrauen, ist mein Gegenüber auch nicht offen für meine Empfehlungen. Die Stillförderung ist wichtig und hat viel erreicht, aber sie ist manchmal zu technisch und auf intellektuelles Wissen fokussiert. Wir denken, dass wir die Stillraten verbessern können, indem wir den Müttern noch mehr Wissen und noch bessere Methoden vermitteln. Dabei vergessen wir, dass wir als Beraterinnen primär Mensch sind.

Dass wir über wertvolle fachliche Grundlagen zu Themen wie Stillen, Entwicklung des Kindes, Mutterschaft usw. verfügen, ist enorm wertvoll. Nun muss es aber noch in unsere Lebensweise integriert werden. Das fängt in der Schule an. Es reicht nicht, über Verhütung zu sprechen. Wir müssen den Kindern auch beibringen, wie ein Baby betreut wird und was Elternschaft bedeutet.

Erfahrung und Zugang zur eigenen Intuition kann aber nicht gelehrt werden. Dazu braucht es eben ein Innehalten und eine Selbstanbindung.

S.L.: Wie arbeiten Sie mit einer Mutter, die abstillen muss oder möchte?

G.C.: Ich prüfe zuerst, welche Unterstützung sie bekommen kann. Ein funktionierendes soziales Netz muss aufgebaut und jede mögliche Hilfe mobilisiert werden. Die Mutter soll sich in einer sicheren und ruhigen Umgebung um ihr Baby kümmern können. Manchmal muss auch der Vater entlastet werden. Es ist sehr wichtig, dass die Mutter ihre Ressourcen erkennt. Was tut ihr gut? Was hilft ihr? Wenn das alles nicht hilft, die Stillbeziehung zu verbessern, dann rede ich mit der Mutter darüber, was denn genau ihre Motivation zum Stillen ist. Was würde im schlimmsten Fall passieren, wenn sie ihr Kind nicht stillen kann? Hier kann es dann zu einem Trauerprozess kommen, der verarbeitet werden muss. Die Mutter muss Abschied nehmen von ihrem inneren Ideal der »perfekten« Mutter und manchmal auch vom Ideal des »perfekten« Kindes. Sie kann darin begleitet werden, ihre Vorstellungen loszulassen.

Es geht aber primär immer um Wertschätzung und Anerkennung ihrer Leistung, egal, ob sie stillt oder nicht. Es gibt außerdem nicht einfach die Stillbeziehung. Jede Beziehung zwischen einer Mutter und einem Kind ist einzigartig. Auch wenn eine Mutter nicht ausschließlich stillt, kann ihre Stillerfahrung sehr wertvoll und bereichernd sein. Manchmal geht es darum, an einem Konflikt zu arbeiten und ihn zu lösen, manchmal muss eine Situation bewusst verändert werden. Da kann auch das Abstillen dazugehören. Wenn die Bindung zwischen Mutter und Kind nicht von Anfang an gelingt, kann das mit Hilfe einer geeigneten Therapeutin, eines geeigneten Therapeuten auch noch später gelingen.

5.3 Mütter machen es sich selbst nicht leicht

Oftmals existiert in den Augen der Mutter (und mancher Beraterin) nur eine »Entweder-oder«-Lösung: Entweder kann eine Frau stillen, oder sie muss ihr Kind mit künstlicher Säuglingsmilch und der Flasche ernähren. Nur zwei Optionen zu haben kann großen Stress erzeugen. Stillbefürworter sind dem Zufüttern gegenüber oft kritisch eingestellt, da es für viele Säuglinge schwierig ist, zwischen den sehr unterschiedlichen Saugtechniken an Brust und Flasche hin- und herzuwechseln. Die Befürchtung, wenn einmal mit Zufüttern begonnen werde, sei das Abstillen nahe, ist (zu Recht) groß. Aber für manche Mütter ist es trotz großem Aufwand nicht möglich, ihr Kind ausschließlich mit Muttermilch zu ernähren, und die ständige Sorge um die Milchproduktion erzeugt derart viel Stress, dass das Stillen und, noch schlimmer, die Beziehung zum Kind nicht als etwas Schönes erlebt werden kann. Da ist es für Mutter und Kind viel sinnvoller, immerhin teilweise zu stillen und so viel wie nötig zuzufüttern. Manchmal kann diese Lösung so viel Entspannung bringen, dass es plötzlich doch möglich ist, ausschließlich zu stillen.

> Ich habe meinen Sohn zwanzig Monate lang gestillt. Dankbar denke ich an diese Zeit zurück, weil ich die Gewissheit spüre, ein existentielles Bedürfnis meines Kindes erfüllt zu haben. Auch ich hatte ein großes Bedürfnis nach Nähe und Vertrautheit zu meinem Kind. Allerdings erlebte ich einen enorm schwierigen Stillstart, und es gelang mir nicht, voll zu stillen. Als die Milch während der ersten zwei Monate nach der Geburt einfach nicht fließen wollte, litt ich enorm und war von mir selbst, von meinem Körper sehr enttäuscht. Es war eine sehr stressige und schwere Zeit, da ich wochenlang versuchte, die Milchproduktion mit allen möglichen Mitteln anzuregen.
> In meinem Umfeld gab es kritische Stimmen, die mich zum Abstillen ermunterten. Mein Mann ermutigte mich aber stets, es weiter zu versuchen, was eine sehr große Hilfe war. Stillzwang von außen erlebte ich nicht, denn das Bedürfnis, mein Kind zu stillen, kam mit einer überwältigenden Kraft aus mir selbst heraus. Ich wollte unbedingt stillen und tat alles dafür, mit einer bis dahin nicht gekannten Willensstärke und Hingabe. Als mir eine erfahrene Mutter von sieben Kindern riet, mein Kind doch einfach nur saugen zu lassen, egal ob Milch fließe oder nicht, fiel mir ein Stein vom Herzen. Da begriff ich, dass das Saugen allein schon ein wichtiges Bedürfnis erfüllt. Innerlich war ich von diesem Moment an entspannter und konnte mit Hilfe einer Stillberaterin die Milchmenge beachtlich erhöhen.[5]

Durch ein frühes Abstillen werden die Stillprobleme auf einfache Weise beseitigt, zurück bleiben jedoch oft Gefühle des Versagens und der Schuld. Der Anblick stillender Mütter schmerzt, Blicke werden als vorwurfsvoll empfunden. Schlimmer als alle Kommentare aus dem Umfeld sind aber die eigenen, inneren Vorwürfe. Eine Mutter schrieb mir, nachdem sie abgestillt hatte, weil sich ihre Stillprobleme nicht lösen ließen: »Mir fällt es immer noch schwer. Wenn ich stillende Frauen sehe, packt mich richtig schlimmer Neid. Aber irgendwann muss ich das Kapitel abhaken können. Ich weiß nur nicht, wie.«

Viele Mütter, bei denen das Stillen nicht gut klappt, denken, sie würden mit ihrem Problem allein dastehen, während alle anderen Frauen erfolgreich stillen könnten. Der folgende Bericht zeigt, wie hilfreich es für betroffene Mütter ist, das Thema der Stillprobleme offen zu diskutieren:

> Ich hatte mich darauf eingestellt zu stillen und wollte das auch durchziehen, falls Probleme auftauchen würden. Die ersten zwei Wochen nach der Geburt unseres Sohnes musste ich meine Milch abpumpen, da er wegen eines Atemnotsyndroms im Spital sein musste. Das klappte zum Glück hervorragend. Ich wurde jedoch nie beraten, wie die Umstellung auf das Stillen an der Brust klappen sollte. Als ich meinen Sohn endlich ansetzen durfte, hatte ich zu viel Milch und musste diese erst drosseln. Kaum regulierte sich die Milchmenge, bekam ich sehr viel Besuch und begann gleichzeitig, die schwierige Zeit nach der Geburt innerlich zu verarbeiten. Aufgrund der psychischen Belastung blieb auf einmal die Milch weg. Nun musste ich diese mit Abpumpen wieder anregen – und habe das auch geschafft. Die Probleme waren aber nicht vorbei: Es folgten ein Milchstau, eine Brustentzündung und wiederum ein Rückgang der Milchmenge. Ich war zunehmend körperlich und seelisch zu erschöpft, um immer wieder von vorne zu beginnen. Meine Mutter, mein Mann und auch die Stillberatung im Spital rieten mir, auf künstliche Säuglingsmilch umzustellen, da sie fanden, ich würde mich zu sehr unter Druck setzen. Heute glaube ich jedoch, dass ich es hätte schaffen können, die Stillhürden zu überwinden, wenn wenigstens die Stillberaterin mich motiviert und unterstützt hätte. Da für mich eine gesunde Ernährung wichtig ist, wollte ich natürlich auch für mein Kind das Beste. Ich bereute es zuerst, dass es nicht länger geklappt hat. Nun akzeptiere ich es und hoffe, dass das Stillen bei einem nächsten Kind besser läuft.
>
> In erster Linie habe ich mich selbst unter Druck gesetzt, weil ich mir vorgenommen hatte zu stillen. Als es dann jedoch nicht geklappt hat, habe ich an mir gezweifelt und gedacht, bei den andern geht es doch auch! Aber im Nachhinein habe ich von so vielen Müttern und ihren Stillproblemen erfahren; leider sprechen die wenigsten darüber. Mir hat es geholfen, von den Erfahrungen der anderen zu wissen, damit ich nicht in Selbstzweifel verfalle und mich als Versagerin fühle.[6]

Es ist verständlich, wenn Mütter, die gerne stillen möchten und bei denen es nicht klappt, im Verlauf ihres Trauerprozesses auf ihre Umgebung wütend sind. Es ist eine gesündere Reaktion, die Wut gegen außen als gegen sich selbst zu richten. Im ersten Moment bringt das Abschieben der »Schuld« Entlastung. Mütter, die das Stillen als etwas Positives erachtet haben, spielen dessen Vorzüge auf einmal herunter und betonen stattdessen, wie sehr »man« sie zum Stillen ihres Kindes zu drängen versuchte. Es ist eine menschliche Schutzreaktion, etwas abzuwerten, das aufgrund der subjektiv empfundenen, eigenen Unzulänglichkeit oder der äußeren Umstände nicht Teil des Lebens sein kann. Die hinter der Wut verborgenen Trauer- und Schuldgefühle werden somit besser ertragen, was kurzfristig gesehen hilfreich sein kann. Wenn Mütter jedoch in diesem Zustand stagnieren, können sie ihren Schmerz und ihre Enttäuschung nicht verarbeiten. Längerfristig ist es sinnvoll, auch die tieferliegenden Gefühle zuzulassen und zu akzeptieren, dass das Leben manchmal eigene Wege nimmt. Wird beim Anblick stillender Mütter heftiger Neid, Trauer oder Wut empfunden, ist dies ein Hinweis, dass die eigenen Gefühle in Bezug auf eine unglücklich verlaufene Stillbeziehung noch nicht verarbeitet sind. Vielleicht kann der seelische Schmerz im Gespräch mit einem lieben Menschen und dadurch, dass er bewusst gemacht wird, gelindert werden. Ansonsten kann eine Therapie hilfreich sein.

Mütter, die von Anfang an klar wissen, dass sie nicht stillen wollen, leiden weniger unter Gefühlen der Schuld und des Versagens, als diejenigen Mütter, die sich aufgrund von Stillschwierigkeiten zum Abstillen gezwungen sehen. Laut einer Untersuchung sind auch Mütter, die erst nach dem zweiten Geburtstag ihres Kindes abstillen, später mit diesem Entscheid zufriedener als Mütter, die weniger lange gestillt haben. [7]

Manche Mütter brauchen Motivation von außen, um sich einem Problem zu stellen, andere fühlen sich durch dieselben Aussagen gestresst und wehren jeden Zuspruch ab. Fachleute müssen feinfühlig genug sein, um zu erkennen, ob Motivation oder Entlastung nötig sind. Wenn das Stillen nicht reibungslos läuft, übersehen

Mütter oft, wie wichtig sie für ihr Kind sind und welche Qualitäten sie auch als nicht-stillende Mutter haben. Hier ist es sehr hilfreich, der Mutter die schönen Seiten ihrer Beziehung zum Kind immer wieder aufzuzeigen und den Fokus nicht nur auf die Probleme zu richten. Indem sie Lob und Wertschätzung erhält für all das, was sie leistet, fühlt sie sich in ihrem Selbstwertgefühl gestärkt, was ihr entweder die nötige Kraft gibt, die Stillhürde zu überwinden oder aber zu akzeptieren, dass (volles) Stillen nicht möglich ist.

5.4 Mutterschaft verändert eine Frau

Die genetischen Grundlagen für mütterliches Verhalten haben sich in den letzten 200'000 Jahren kaum verändert und bestimmen auch heute noch weitgehend das emotionale Empfinden einer Mutter.[8] In der Schwangerschaft, während der Geburt und der Stillzeit verändert sich nicht nur die hormonelle Situation einer Frau, sondern auch ihr Gehirn; viele neue Nervenverbindungen entstehen. Sowohl der Geschmacks- als auch der Geruchs- und der Gehörsinn werden empfindlicher. Viele Mütter fühlen sich so sehr mit ihrem Kind verbunden, dass ihre Milch zu fließen beginnt, bevor es sich meldet. Auch nachts erwachen viele Mütter einige Sekunden, bevor ihr Kind sich bewegt und gestillt werden möchte.[9]

Während sich ein ungeborenes Kind noch zu 100 Prozent im REM-Schlaf[10] befindet, sind es beim Neugeborenen nur noch 50 Prozent und beim Erwachsenen durchschnittlich 15 bis 20 Prozent der gesamten Schlafdauer.[11] Mütter, die neben ihrem Baby schlafen, durchlaufen dieselben Schlafphasen wie ihr Kind. Durch das gemeinsame Schlafen befindet sich also auch die Mutter wieder häufiger im REM-Schlaf, was so gedeutet werden kann, dass auch ihr Gehirn nachts große Entwicklungsschritte durchläuft und neue Nervenverbindungen entstehen, die zu längerfristigen Veränderungen führen.[12] Während sich das Gehirn im Tiefschlaf komplett von äußeren Reizen abschaltet, Gelerntes und Tageseindrücke nach Wichtigkeit sortiert, werden im REM-Schlaf die ausgewählten Inhalte definitiv abgespeichert.

Erstgebärende Menschen- und Tiermütter sind am unsichersten und die Säuglingssterblichkeit ist bei ihnen am höchsten.[13] Die Betreuung des ersten Kindes ist für jede Mutter eine unvergleichliche Erfahrung und Herausforderung. Bei jedem weiteren Kind kann sie schneller und kompetenter reagieren, da die beim ersten Kind entstandenen Nervenverbindungen lediglich wieder aktiviert werden müssen. In der Regel können Mütter zweitgeborene und alle weiteren Kinder auch erfolgreicher stillen.

Die Gehirnaktivität wurde bei stillenden und nicht-stillenden Müttern untersucht, während sie ihr Kind schreien hörten. Dabei wurde bei der ersten Gruppe eine erhöhte Aktivität in denjenigen Hirnarealen gemessen, die für Empathie und Fürsorgeverhalten zuständig sind. Stillende Mütter scheinen demnach feinfühliger auf ihre Kinder zu reagieren.[14]

Bei Affen sind die Neugeborenen in der Lage, sich am mütterlichen Fell anzuklammern und können auch bei gleichgültigeren Müttern aktiv mithelfen, die nötige Nähe und einsetzende Bindung in eine positive Richtung zu lenken. Vor circa drei Millionen Jahren verloren die menschlichen Vorfahren ihr Fell, was dazu führte, dass ein Baby sich nicht mehr daran festhalten konnte und nunmehr auf die Bereitschaft der Mutter angewiesen war, es zu tragen. Forscher gehen davon aus, dass eines der ersten Hilfsmittel, das Menschen erfunden haben, eine Schlinge gewesen sein muss, um ein Kind an den Körper zu binden und somit das Tragen zu erleichtern.[15]

Ein wichtiger Sicherheitsfaktor für das Überleben eines Menschenkindes ist die hormonelle Veränderung und dadurch aktivierte Fürsorgebereitschaft seiner Mutter, ausgelöst durch sein Saugen an ihrer Brust. Stillen beeinflusst die mütterlichen Emotionen stark. Eine Mutter, die aus irgendeinem Grund ihr Kind ganz weggeben muss, wird es am besten gar nie an die Brust nehmen. Die Entscheidung, ein Kind auszusetzen, wird durch das Stillen, die gemeinsam verbrachte Zeit und sich aufbauende Bindung zunichtegemacht. Dazu wurde in einem französischen Wohlfahrtskrankenhaus bereits 1830 ein aus heutiger Sicht unethisches Experiment gemacht. Vollkommen verarmte Frauen, die dort entbanden und die vor der Geburt fest entschlossen waren, ihr Kind wegzugeben, wurden verpflichtet, die ersten acht Tage mit ihrem Baby zusammen zu verbringen und es zu stillen. Ziel des Versuches war, die Zahl ausgesetzter Babys zu verringern. Tatsächlich reduzierte sich deren Anzahl um mehr als die Hälfte, obschon sich nichts an der ausweglosen Situation der Mütter verändert hatte.[16] Wenn eine Mutter ihr Baby aussetzen will oder dazu gezwungen ist, tut sie dies fast ausnahmslos innerhalb der ersten 72 Stunden nach der Geburt. Die danach aufkommenden Gefühle lassen eine solche Entscheidung kaum noch zu.

»Das Engagement einer Mutter für ihren Säugling – und genau darum geht es, wenn wir bei Menschen von ›Mutterliebe‹ sprechen – ist weder ein Mythos noch ein kulturelles Konstrukt. Wie bei anderen Säugetieren hängt das emotionale Engagement einer Menschenmutter für ihren Säugling in starkem Maße von den ökologischen und historisch bestimmten Verhältnissen ab. Niemand weiß genau, wie die zugrundeliegenden Mechanismen funktionieren, aber man kann vernünftigerweise annehmen, dass dabei Hemmschwellen eine Rolle spielen, die bestimmen, wie und ab wann man auf Bedürfnisse eines Säuglings reagiert. Diese Hemmschwellen werden möglicherweise während der Schwangerschaft und vor der Geburt endokrinologisch und neurologisch festgelegt und veranlassen eine Mutter mehr oder minder dazu, sich auf die kindlichen Reize einzulassen, während sie eine Entscheidung darüber trifft, wie sehr sie sich für ihren Säugling einsetzt.«[17]

Die Betreuung eines kleinen Kindes ist zumindest in den ersten drei Lebensjahren enorm zeitintensiv. Auch wenn ein Säugling noch mehrere Stunden am Tag schläft, sind Mütter in ständiger Abrufbereitschaft und stehen – vor allem bei fehlender Unterstützung

– unter dauernder Anspannung. Die Mutterschaft ist ein Lernprozess und führt bestenfalls zu einem großen Zuwachs an Kompetenzen. Leider werden diese in der modernen Gesellschaft, zum Beispiel beim Wiedereinstieg in die Berufswelt, (noch) kaum berücksichtigt. Bei Müttern, die wegen ihren Kindern mehrere Jahre zu Hause bleiben, entsteht im beruflichen Lebenslauf ein beschämendes Loch. Dabei sind die durch die Mutterschaft verbesserte Belastbarkeit und das im Idealfall erhöhte Selbstwertgefühl auch am Arbeitsplatz von Vorteil.

5.5 Mutterinstinkt und Mutterliebe

Aufgrund der erschreckenden Tatsache, dass Mütter fähig sind, ihre Kinder zu misshandeln, auszusetzen oder sogar zu töten, zweifeln unter anderem Feministinnen die vielbeschworene Mutterliebe an (siehe Kapitel 9.6.). Eine Mutter, die ihr Kind »einfach« weggibt und damit sein Leben gefährdet, könne ihm gegenüber keine Liebe empfinden. Einen natürlichen Mutterinstinkt gäbe es nicht, sonst wären nicht so viele Mütter zu etwas so Grausamem fähig. Mutterliebe sei folglich nicht biologisch erklärbar. Dabei unberücksichtigt bleibt jedoch die Frage, *warum* manche Mütter ihr Kind weggeben oder sogar töten; fest steht, dass die Trennung vom Kind auch für diese Mütter (und Väter) mit schmerzlichen Überlegungen, großer Trauer und lebenslangem Bedauern verbunden ist. »Quer durch alle Kulturen – in Südamerika oder Neuguinea ebenso wie in Europa – wird die gleiche Mutter, die ein zum falschen Zeitpunkt kommendes Neugeborenes mit schlechtem Gewissen beseitigt, sich liebevoll um die späteren Kinder kümmern, wenn die Umstände solches eher erlauben.«[18] Mutterliebe ist kein Persönlichkeitsmerkmal, das unverändert über das ganze Leben hinweg vorhanden ist oder eben nicht; sie ist vielmehr abhängig von den äußeren Faktoren und Ressourcen. Es gibt nicht einfach »gute« Mütter und

»Rabenmütter«; es gibt Mütter mit besseren und solche mit weniger guten Bedingungen. Sowohl das Alter, die An- oder Abwesenheit eines verantwortungsbewussten Partners, die Unterstützung von Familienmitgliedern und Freunden, der Bildungsstand, der soziale Status, die finanzielle Situation und der Gesundheitszustand spielen, wie bereits erwähnt, eine wichtige Rolle. Die Verbesserung der Lebensumstände kann eine Mutter massiv unterstützen und ihren Mutterinstinkt wecken.

Mütter, denen wichtige Ressourcen fehlen und die mit bestem Willen versuchen, immer liebe- und verständnisvoll zu ihrem Kind zu sein, sind oftmals über ihre eigenen Gefühle und Reaktionen entsetzt. Sie schämen sich zuzugeben, dass sie mit ihrem Kind schimpfen, es nicht beachten oder aber entsetzliche Wut verspüren, wenn es seine Bedürfnisse äußert. Die Psychologin Gaby Gschwend kritisiert in ihrem Buch »Mütter ohne Liebe« das kollektive Klammern am idealisierten Muttermythos, was eine ehrliche Auseinandersetzung mit den Schattenseiten des Mutterbildes verhindere. Die gesellschaftliche Erwartung, dass alle Mütter sich naturgemäß völlig selbstlos und aus innerem Antrieb den Bedürfnissen ihrer Kinder unterordnen, setze Frauen unter großen Druck und dränge ihnen eine Rolle auf, die sie oft nur widerwillig übernehmen würden. Tatsächlich ist es gerade für Mütter, die ihre Aufgabe sehr ernst nehmen und oft bis zur Perfektion ausüben, entlastend zu akzeptieren, dass sie auch als liebende Mutter nicht immer nur geduldig und zärtlich sein können. Das darf meiner Meinung nach aber umgekehrt nicht dazu führen, dass man Müttern (und Vätern) gar nicht mehr erst zutraut, ihr Kind selbst zu betreuen, und sie von Anfang an bei dieser Aufgabe zu entmündigen versucht. Mutter- (und Vater-)schaft beinhaltet die große Chance, bisher ungeahnte Fähigkeiten in sich zu entdecken und über sich hinauszuwachsen. Mutterliebe im Sinne von Fürsorgebereitschaft und Warmherzigkeit ist als Potential in jedem Menschen vorhanden und kann sich in Abhängigkeit von Lebenserfahrungen und -bedingungen mehr oder weniger gut entfalten. Dieser Prozess schließt eine Auseinandersetzung mit negativen Gefühlen und den Schattenseiten der eigenen Person nicht aus.

Die innige Liebe, die eine Mutter im Idealfall für ihr Baby empfindet, kann laut Blaffer Hrdy durchaus als Instinkt bezeichnet werden. »Aber fast keine dieser biologischen Reaktionen [die eine Mutter in ihrem Verhalten beeinflussen – wie sie im letzten Kapitel besprochen wurden, d.V.] erfolgt automatisch.«[19] Das heißt, die Natur hat ein ausgeklügeltes System entwickelt, das Mütter dazu bewegt, sich feinfühlig und zuverläßig um ein wehrloses und schutzbedürftiges Wesen zu kümmern. Einer der Katalysatoren ist die Nähe zwischen Mutter und Kind. »Noch immer gibt es eine Menge darüber zu lernen, wie genetisch beeinflusste Rezeptoren im Gehirn, Reaktionsschwellen für verschiedene chemische Signale, Hormonwerte sowie Glücks- oder Angstgefühle miteinander in Wechselwirkung treten, um die unendlich vielen ›Entscheidungen‹ zu erzeugen, die fortwährend die mütterliche Hingabe steuern.«[20] Anstatt die Existenz von Mutterinstinkt und Mutterliebe anzuzweifeln, ist es hilfreicher und für alle Beteiligten erfüllender, Müttern möglichst optimale Bedingungen zu bieten, damit diese ihr Bestes geben können.

6. Die Rolle der Väter

6.1 Welchen Einfluss hat der Vater auf das Stillen?

Während früher das wissenschaftliche Interesse hauptsächlich der Mutter-Kind-Beziehung (Dyade) galt, gewann in den letzten Jahren zunehmend die Vater-Mutter-Kind-Beziehung (Triade) an Bedeutung. In anderen Kulturen sind es vor allem die weiblichen Familienangehörigen, die eine Mutter in Bezug auf ihre Entscheidungen und ihr Verhalten beeinflussen, ihr mit Rat und Tat zur Seite stehen. In der westlichen Welt hingegen ist der Vater respektive Partner für die Mutter die wichtigste Bezugsperson.[1] Es sind nicht die Fachpersonen, die die Entscheidung einer Mutter, mit Stillen zu beginnen oder es zu beenden, maßgeblich mitbestimmen, sondern die Väter. So stellt sich die Frage, ob Mütter von ihren Partnern eher zum Stillen gedrängt oder davon abgehalten werden.

Die Einstellung und der Informationsstand des Vaters bezüglich Stillen wirken sich erheblich auf die Stillbeziehung aus. Untersuchungen haben ergeben, dass signifikant mehr Mütter, deren Partner bereits vor der Geburt von Fachpersonen in Bezug auf Stillfragen geschult worden waren, mit Stillen begannen, als solche, deren Partner keine Informationen erhalten hatten. Mütter mit geschulten Partnern stillten außerdem auch deutlich länger. Gutinformierte Väter, die dem Stillen gegenüber positiv eingestellt sind, unterstützen ihre Partnerinnen, was deren Stillerfolg erhöht. Somit ist es sinnvoll, den Vater in die professionelle Beratung rund um die Geburt einzubeziehen.[2]

Wenn ich ein Stilltreffen leite, sind immer auch die Väter willkommen. Es war in all den Jahren jedoch nur einmal der Fall, dass ein Vater seine Partnerin begleitet hat. Er kam auf ihren Wunsch, da sie wusste, dass wir über das Thema »Eltern-Sein mit einem Stillkind« diskutieren würden. Inmitten einer großen Gruppe stillender Mütter war es für diesen Vater bestimmt nicht einfach, sich zu den Themen »Konflikte in der Partnerschaft« und »Veränderte Sexualität durch die Elternschaft« zu äußern. Leider gibt es nur wenige Gesprächsgruppen, wo Väter sich unter der Leitung einer Fachperson austauschen können.

Ab und zu wenden sich Väter mit Stillfragen an mich, die sich darum bemühen, ihrer Partnerin und ihrem Kind zu einer glücklichen Stillbeziehung zu verhelfen. Manche Mütter werden jedoch direkt oder indirekt von ihrem Partner dazu gedrängt abzustillen. In einer Beratung klagte die Mutter eines vier Wochen alten Babys darüber, zu wenig Milch zu haben. Ich erklärte ihr, dass es wichtig sei, ihr Kind häufiger anzulegen, um die Milchproduktion zu steigern. Einen Monat später hatte sich ihre Situation nicht verbessert und sie musste zufüttern. Sie erzählte mir zögernd, dass sie ihr Kind ja gerne nach Bedarf stillen würde, ihr Mann ihr das vor Hunger schreiende Baby jedoch oft aus dem Arm nehme und sie daran hindere, es anzulegen. Es solle lernen, sich auf andere Weise zu beruhigen. Diese Mutter hatte nicht den Mut, sich gegen ihren Partner zu stellen und wirkte verzweifelt über ihre unglückliche Situation. Nachdem ich ihr angeboten hatte, mit ihrem Mann zu sprechen und ihm die Vorteile des Stillens nach Bedarf zu erläutern, meldete sie sich nicht mehr bei mir.

Die Gründe eines Mannes, seine Partnerin vom Stillen abzuhalten, können Eifersucht auf die symbiotische Mutter-Kind-Beziehung sein, das Gefühl, ausgeschlossen zu sein und nicht mehr im Zentrum des Interesses der Partnerin zu stehen respektive die Partnerin an das Kind zu verlieren. Ein sexuelles Desinteresse der Mutter in der Stillzeit und die Sorge, dass das Aussehen ihrer Brüste durch das Stillen Schaden nehmen könnte, bewegen manchen Vater dazu, dem Stillen gegenüber negativ eingestellt zu sein. Die Brust der Partnerin wird als »Eigentum« erachtet, das ungern mit dem

Kind geteilt wird. Viele Väter hoffen, dass das sexuelle Interesse der Mutter durch das Abstillen wieder zunimmt, und ignorieren dabei, dass auch ganz andere Faktoren entscheidend sind. Ursache für die sexuelle Unlust von Müttern (aber auch von Vätern) ist in erster Linie die Müdigkeit, ausgelöst durch die Dauerbelastung der Kinderbetreuung und durch den Schlafmangel. Aber auch die Befürchtung, für das Kind nur zweitrangig zu sein und keine innige Beziehung zu ihm aufbauen zu können, solange es gestillt wird, spielt eine Rolle. Mancher Vater begründet seine Einwände gegen (langes) Stillen damit, dass sein Kind so nicht selbständig werden könne.

Während viele Väter sich nicht daran stören, wenn ihre Partnerin vor Familienangehörigen stillt, mögen sie es nicht, wenn sie dies in der Öffentlichkeit tut. Viele Menschen sind grundsätzlich irritiert, wenn eine Mutter ihr Kind öffentlich an die Brust nimmt respektive ihre Brust dabei entblößt. Zwar stillen die meisten Mütter diskret oder ziehen sich dafür zurück, aber nicht immer finden sich geeignete Rückzugsmöglichkeiten und nicht alle Babys sind ruhige Trinker, die akzeptieren, wenn die Mutter die Brust mit einem Tuch verhüllt.

Gerechterweise muss gesagt werden, dass fast alle Vorbehalte von Vätern gegen das Stillen darin begründet sind, dass sie nicht genügend über die Vorteile des Stillens informiert sind. Meistens wissen sie wenig über die Themen Schwangerschaft, Geburt, Stillen und kindliche Entwicklung. Obwohl es dazu jede Menge Literatur gibt, sind es in der Regel die Frauen, die sich informieren, mit Fachpersonen den Dialog suchen oder sich mit anderen Müttern austauschen.

Im Vergleich zu den früheren Generationen leben Väter ihre Vaterschaft heute jedoch viel bewusster und nehmen die Beziehung zum Kind sehr ernst. So begleiten viele Männer ihre Frauen an die Geburtsvorbereitungskurse, sind vor, während und nach der Geburt anwesend und scheuen sich nicht mehr davor, ihr Kind zu wickeln oder zu tragen.[3] Der Anblick eines Vaters mit einem Baby im Tragetuch erweckt längst kein Erstaunen mehr.

Sobald Väter im persönlichen Gespräch mit einer Fachperson darüber unterrichtet werden, dass Stillen weder dem Aussehen der weiblichen Brust oder der Vater-Kind-Beziehung schadet, noch die Selbständigkeitsentwicklung des Kindes verzögert, unterstützen sie ihre Partnerin diesbezüglich. Untersuchungen belegen, dass gutinformierte Väter sich von Anfang an vermehrt an der Kinderbetreuung beteiligten und auch noch Jahre später eine bessere Beziehung zu ihrem Kind hatten als Väter, die nicht angeleitet wurden.[4]

6.2 Väter sind anders – aber genauso wichtig!

Väter können alles, außer stillen, las ich vor kurzem. Viele modern denkende Paare, die als Eltern weiterhin beide erwerbstätig sein wollen, gehen davon aus, dass die Aufgabe, ein Kind zu betreuen, mehr oder weniger gerecht aufgeteilt werden kann. Manche bevorzugen aus diesem Grund das Füttern mit der Flasche, sei es mit abgepumpter Mutter- oder künstlicher Säuglingsmilch. Ein Vater kann die Bedürfnisse seines Kindes zuverlässig erfüllen und eine vertrauensvolle Bindung zu diesem aufbauen. Biologisch gesehen geht die Rechnung der exakten Betreuungsaufteilung jedoch nicht auf, denn durch die Schwangerschaft, die Geburt und die Fähigkeit des Stillens haben Mütter nach wie vor ganz andere Voraussetzungen. Einem Vater fehlt die unnachahmliche Erfahrung, sein Kind vierzig Wochen lang in seinem Bauch getragen zu haben, er kann es nicht gebären, und er ist ihm nach der Geburt auch nicht auf dieselbe Weise vertraut, wie die Mutter, deren Geruch, Stimme und Herzschlag das Neugeborene so gut kennt. Außerdem haben Untersuchungen ergeben, dass Mütter in der Regel schneller auf die Signale ihres Kindes reagieren, so dass dieses mit der Zeit auch bei aktiver Beteiligung des Vaters an der Pflege die Mutter eindeutig bevorzugt.[5] Das heißt aber nicht, dass die Beziehung des

Kindes zum Vater minderwertig ist, nur weil sie *anders* ist – sie ist gerade deshalb so wertvoll, *weil* sie anders ist.

> **Dass ich nicht stillen kann, hat nur kurzfristig Bedeutung, denn ich kenne viele andere Strategien, wie ich mein Kind betreuen kann. Ich habe unseren Sohn abgestillt, als meine Frau mit dem zweiten Kind schwanger und krank war, und ich bin durchaus stolz darauf, dass ich seine Bedürfnisse auch ohne Brust erfüllen konnte.**[6]

Trotzdem kann es für einen Vater sehr frustrierend sein, wenn er sein eigenes schreiendes Kind längere Zeit herumträgt und nicht beruhigen kann, während es an der Brust der Mutter augenblicklich zufrieden nuckelt.

> **Wenigstens habe ich es versucht und mit unserem Sohn gelitten. Ich habe ihn herumgetragen, Lieder gesungen, versucht, sein Schreien nicht zu hören, was unmöglich ist, ich bin mit ihm in den Garten, auf den Estrich, in der Wohnung auf und ab gegangen, ich habe ihm Bücher gezeigt und Geschichten erzählt, ich habe ihm sogar ein Fläschchen Muttermilch aus dem Kühler aufgetaut und angewärmt, was er mit unmissverständlicher Geste von sich gewiesen hat. Nach zwei Stunden endlich: Mama kam, sah und stillte. Jetzt herrscht Stille – aber ich frage mich, wozu gibt es eigentlich Väter, wo die doch keine Brüste haben?**[7]

Dieses Ungleichgewicht wird durch die Ernährung mit künstlicher Säuglingsmilch nur scheinbar ausgeglichen. Dabei wird nämlich übersehen, dass der Vater – auch wenn sein Kind gestillt wird – von Anfang an eine innige Bindung zu ihm aufbauen kann. Tragen, Baden oder Kuscheln mit dem Kind sind ebenfalls wertvoll. Familien mit mehreren gestillten Kindern berichten oft davon, dass manche Kinder eher die Mutter, andere eher den Vater bevorzugen. Ob sich ein Kind mehr an die Mutter oder den Vater bindet, hängt nicht vom Stillen ab. Viel entscheidender sind die zeitliche Präsenz des

Vaters, sein Einsatz und seine Zuwendung für sein Kind und nicht zuletzt die Übereinstimmung der beiden Persönlichkeiten.

Damit ein Vater sich aktiv an der Kinderbetreuung beteiligen mag, muss die Mutter ihm dies auch zutrauen. Wenn sie ihm das Kind jedes Mal aus dem Arm nimmt, sobald es weint oder ständig neben ihm steht und kontrolliert (oder noch schlimmer korrigiert), was er gerade mit dem Kind macht, verliert er rasch die Freude an der Vaterrolle. Es ist keinesfalls nötig, dass die Mutter eine Woche lang verreist und die beiden allein lässt, wie das zuweilen empfohlen wird, damit der Vater eine Bindung zu seinem Kind aufbauen kann.[8] Diese Maßnahme wird sowohl die Mutter-Kind-Beziehung als auch die Beziehung der Eltern nur unnötig belasten, es sei denn, es geschehe auf Wunsch der Mutter.

Es ist eine Tatsache, dass sich gestillte Kinder an der Brust meistens schnell beruhigen und auch einschlafen, aber oftmals sind die Väter, wenn das Kind gerade nicht gestillt werden möchte, die besseren Tröster. Ihre tiefere Stimme (zum Beispiel beim Singen) kann eine beruhigende Wirkung haben und mancher Vater wird weniger schnell nervös, wenn das Kind aufgebracht ist.

Viele Mütter, die ihre Kinder lange stillen und liebevoll umsorgen, bestätigen, dass sie dies ohne die Unterstützung ihres Partners nie geschafft hätten. Meistens wird das Engagement des Vaters von der Umgebung weniger wahrgenommen und wertgeschätzt.

6.3 Wo bleibt die Beziehung?

Die meisten Väter finden es gut, wenn ihr Kind in der ersten Zeit nach der Geburt gestillt wird, haben aber Mühe, wenn das Stillen länger andauert.[9] Von beiden Elternteilen wird oft irrtümlicherweise angenommen, dass sich der intensive Alltag mit einem Baby durch Abstillen vereinfachen lässt. Das ständige Bedürfnis des Säuglings, getragen, gefüttert und gepflegt zu werden, kann für seine Eltern sehr anstrengend sein. Im besten Fall können sie sich abwechseln, dafür fehlt dann die Zeit zu zweit. Es lohnt sich daher, schon früh eine oder zwei weitere Bezugspersonen zu suchen, die sich – zuerst in Gegenwart der Eltern und am besten in der vertrauten Umgebung – regelmäßig um das Kind kümmern, um die Eltern bei Bedarf zu entlasten.

Es ist wichtig, dass die Eltern sich und ihre Partnerschaft nicht vernachlässigen und sich bewusst kleine Inseln schaffen. Solange das Kind noch gestillt wird, ist es eher schwierig, es ein ganzes Wochenende abzugeben. Anfangs sind kurze Zeiten der Zweisamkeit bereits sehr wertvoll, die meisten Mütter haben nach wenigen Stunden wieder das Bedürfnis, bei ihrem Kind zu sein.

> **Mein Mann besteht darauf, dass wir auch als Eltern regelmäßig ein Wochenende zu zweit verbringen. Ich tue das vor allem ihm zuliebe, denn die Trennung von unserem Kind ist für mich eher belastend als erholsam.**[10]

Durch die Stillhormone und die Belastung der Mutterschaft haben die meisten Mütter weniger Lust auf Sex. Der intensive Körperkontakt mit dem Kind bringt eine gewisse Sättigung für die Mutter mit sich; nähert sich ihr dann auch noch ihr Partner, fühlt sie sich oft überfordert. Interessanterweise sinkt bei Vätern, die sich intensiv um ihr Kind kümmern und viel Zeit mit ihm verbringen, der Testosteronspiegel und somit die sexuelle Lust.[11] Nähe in der Vater-Kind-Beziehung wirkt sich sowohl positiv auf dieselbe als auch auf die Beziehung zwischen den Eltern (und deren Stabilität) aus. Trotzdem ist es wichtig, dass die Eltern im Dialog bleiben und durch Toleranz und mögliche Alternativen zum früheren Sexualleben verhindern, dass der Vater seine Bedürfnisse in einer anderen Beziehung zu erfüllen versucht.

Manche Väter bekunden Mühe damit, ihr Ehebett mit dem Kind zu teilen. Sie erhoffen sich durch das Schlafen des Kindes im eigenen Zimmer ein erfüllteres Sexualleben. Da es für stillende

Mütter am angenehmsten ist, wenn sie ihr Kind neben sich im Bett haben und nachts ohne Aufwand an die Brust nehmen können, sind sie diesbezüglich oft anderer Meinung als ihr Partner. Andere Väter sind sich bewusst, dass der Alltag gerade durch das Stillen vereinfacht wird.

> **Für mich persönlich war es eine große Bereicherung, dass meine Partnerin unser Kind stillte. Besonders die Nächte waren dadurch sehr angenehm. Unser Kind schlief bei uns im Bett und wurde von meiner Partnerin jedes Mal, wenn es aufwachte, gestillt. Diese nächtlichen Stillmahlzeiten bekam ich gar nicht mit, da unser Kind nicht weinen musste. So erwachte ich jeden Morgen ausgeruht. Wenn meine Arbeitskollegen darüber klagten, wegen ihrer kleinen Kinder kaum noch Schlaf zu bekommen, wusste ich gar nicht, wovon sie sprachen.[12]**

Bei der Mutter und beim Vater werden durch die Elternschaft eigene Kindheitserfahrungen aktiviert und unbewusste, seelische Verletzungen berührt. Dies kann das Gefühl der Überforderung verstärken und zu Konflikten in der Partnerschaft führen. Ein Vater, der als Baby von seinen Eltern wenig liebevolle Zuwendung erhalten hat, kann sich emotional, wenn sich seine Partnerin nun fast ausschließlich um das gemeinsame Kind kümmert, vernachlässigt fühlen. Von daher ist es entscheidend, welche Kindheitserfahrung der Vater gemacht hat und welche Beziehungsmuster er mitbringt. Indirekt sind auch die Schwiegereltern, in erster Linie die Schwiegermutter und ihre aktuelle Beziehung zum Vater von großer Bedeutung.

Sinnvoll für eine erfüllte Elternschaft kann es sein, dass beide Eltern (idealerweise schon vor der Geburt des Kindes) ihre eigene Kindheit aufrollen und versuchen herauszufinden, ob sie sich als Kind geliebt gefühlt haben und ob ihre Bedürfnisse von den eigenen Eltern erfüllt wurden. Alle Eltern geben unbewusst die in ihrer Kindheit erworbenen Bindungsmuster an ihr Kind weiter, es sei denn, diese Erfahrungen werden bewusst gemacht und aufgearbeitet.[13]

6.4 Väter haben einen schwierigen Stand

Ein Vater hat mir einmal gesagt: »Als Mann darf ich einer Frau zu zwei Dingen keine Frage stellen: Erstens zu ihrem Alter, zweitens zum Stillen.« Einerseits haben Väter im westlichen Kulturkreis zwar den größten Einfluss auf die Stilldauer ihrer Partnerin, andererseits ist ihre Meinung diesbezüglich außerhalb der Paarbeziehung nicht gefragt. Wenn Väter ihre Ansicht zum Stillen gegenüber Drittpersonen äußern, können sie ins Fettnäpfchen treten. Sprechen sie negativ darüber, wird ihnen vorgeworfen, sie seien egoistisch und würden einem Kind nicht das Beste zugestehen. Väter jedoch, die sich positiv äußern, müssen befürchten, dass ihnen unterstellt wird, aufgrund fehlender Erfahrung keine Ahnung von den damit verbundenen Problemen zu haben. Folglich sind sie – es sei denn, sie gehören zum Kreis der Fachpersonen – fast gezwungen, zum Thema zu schweigen.

Während die (Doppel)Belastung der Mütter langsam auf gesellschaftliches Verständnis stößt, wird noch weitgehend ignoriert, dass auch Männer durch die Vaterschaft an ihre Grenzen stoßen. Postnatale Depressionen und Erschöpfungszustände bei Vätern sind, obschon eine Tatsache, noch weitgehend unbekannt.[14] Väter haben heute keinen einfachen Stand, was jedoch nicht dem Stillen anzulasten ist.

Wir heutigen Väter beneiden unsere eigenen Väter, weil diese – so scheint es uns – ein sorgloses Männerleben hatten. Als emanzipiertes Paar haben meine Frau und ich uns von der klaren Rollenzuweisung gelöst und müssen uns deshalb neu erfinden, was viel Organisation erfordert und zu Diskussionen führt. Damit können wir gewesenen Ungerechtigkeiten entgegenwirken, möglicherweise schaffen wir aber auch neue. Die Überforderung des fortschrittlichen mitteleuropäischen Vaters ist vielleicht im enormen Druck zu suchen, dem wir Männer heute ausgesetzt sind. In der Regel bestreiten wir nach wie vor den größeren Teil des Familieneinkommens, tragen also die ökonomische Verantwortung, kümmern uns gleichzeitig um die

Kinder (was wir ja vehement wünschen) und müssen unseren Teil Hausarbeit leisten (weil wir ja für die Gleichberechtigung einstehen).[15]

Viele Väter, auch solche, die das Stillen ihres Kindes befürworten, äußern verständlicherweise ambivalente Gefühle.

Ein friedvolles Bild: Mein Kind trinkt an der Brust meiner Frau, beide sind eins in diesem Moment. Die Liebe nährt mehr noch, so scheint mir, als die Milch. Es ist denn auch die Tiefe dieser Zweisamkeit, die in meinen Augen das Stillen zu etwas so Besonderem macht, jene körperliche Äußerung der Mutterliebe, die Seelenruhe des Kindes. Ich bin stolz auf meine stillende Frau, stolz auf das Kind, glücklich, dass es so gut klappt, und froh, mich vorerst aus der Ernährung des Kindes heraushalten zu dürfen. Fläschchen waschen, sterilisieren, Milchpulver kaufen, Wasser aufkochen, das Pulver anrühren, die Temperatur kontrollieren – das alles fällt für mich praktischerweise weg. Freilich, dem Kind das Fläschchen zu verabreichen, fällt für mich leider auch weg. Die Ruhe und Wärme des Kindes während des Trinkens in meinen Armen zu spüren, das wäre bestimmt schön![16]

Möchte ein Vater, dass sein Kind gestillt wird, kann er sich überlegen, inwiefern er für seine Partnerin da sein könnte. In der Regel versuchen Väter, ihre Partnerin bei der Betreuung des Kindes zu unterstützen, sie sind jedoch oft auch hilflos und unsicher. Gerade wenn die Partnerin über Stillprobleme klagt und damit überfordert scheint, denken die Väter, sie würden sie entlasten, wenn sie ihr zum Abstillen raten. Dabei möchten viele Frauen einfach ihre Sorgen und Ängste mitteilen und auf ein offenes Ohr stoßen.

Das Stillen unseres ersten Kindes war enorm schwierig und ich hatte Mühe, genügend Milch zu bilden. Die Sorge um die Ernährung unseres Kindes wurde so existentiell, dass ich an nichts anderes mehr denken konnte. Ich muss für meine Umgebung unerträglich gewesen sein. Die Versuche meines Mannes, mich zu beruhigen, schlugen alle fehl. Als ich immer weiterjammerte, schlug er mir vor, ich solle doch abstillen. Da war ich

wie vor den Kopf gestoßen. Das wollte ich zuletzt hören! Ich wollte doch nur sein Verständnis für meine schwierige Lage; ich wollte einfach in den Arm genommen und getröstet werden. Im Nachhinein verstehe ich, wie schwierig es auch für ihn war, mir nicht wirklich helfen zu können.[17]

Mütter tun gut daran, ihren Partnern klar zu kommunizieren, was sie von ihnen erwarten. Männer sind in ihrer Kommunikation oft viel direkter und umgekehrt froh, wenn sie nicht lange rätseln müssen, was ihr Gegenüber braucht. Das wiederum ist für Frauen schwierig, die vieles für selbstverständlich erachten und nicht verstehen können, warum ihr Partner nicht von sich aus darauf kommt. In einer Lebensphase, in der die Zweisamkeit in fast allen Partnerschaften zu kurz kommt und Trennungen gehäuft auftreten, ist es von großem Wert, wenn beide sich regelmäßig Zeit für Gespräche nehmen und sich für die Bedürfnisse des anderen interessieren.

7. Hilfreiche Überlegungen pro und contra Stillen

7.1 Ist nur eine stillende Mutter eine »gute« Mutter?

Während es keine Fachpersonen gibt, die eine Mutter mit: »Sie müssen stillen!« unter Stillzwang setzen, sind andere Menschen in ihren Aussagen oft verletzend ehrlich, wie diese beiden Sätze aus einem Internetforum aufzeigen:

»Wenn eine Mutter ihr Kind nicht stillen möchte, sollte sie gar keine Kinder in die Welt setzen.«

»Mit der Geburt eines Kindes geben beide Elternteile Freiheiten ab und stellen ihre eigenen Bedürfnisse hintan. Wenn es für das Kind besser ist, gestillt zu werden, soll es gestillt werden. Die Bedürfnisse des Kindes kommen an erster Stelle. Die Vorlieben der Eltern spielen keine Rolle mehr.«

Für eine Mutter, die ihr Kind liebt, aber die Stillhürde nicht schafft, sind solche Worte ein harter Schlag. Denn: Stillen ist vielleicht die natürlichste, aber längst nicht mehr die einfachste Sache der Welt. Werden alle Einflussfaktoren beachtet, ist Stillen in einer modernen Gesellschaft enorm schwierig geworden. In diesem Zusammenhang muss definiert werden, wann eine Mutter als »stillend« gilt. Es gibt ja nicht einfach Frauen, die stillen, und solche, die nicht stillen. Es gibt zwar Mütter, die ihr Kind kein einziges Mal an die Brust nehmen – aber das ist auch im westlichen Kulturkreis eher selten. In der Schweiz werden rund 6 Prozent aller Säuglinge nie gestillt.[1] Die meisten Mütter stillen ihr Kind immerhin eine kurze Zeitlang, ermöglichen ihm diese Erfahrung und wertvolle Muttermilch.

Eine stillende Mutter ist nicht automatisch eine liebevolle Mutter. Die Mutter-Kind-Beziehung wird durch das Stillen im Idealfall zwar positiv beeinflusst; aber auch eine nicht-stillende Mutter kann durch eine einfühlsame Betreuung des Kindes, durch viel Nähe, Zärtlichkeit und Körperkontakt seine Entwicklung unterstützen. So kann sie ihrem Kind zum Beispiel die Flasche immer im Arm oder sogar an der nackten Brust geben, es gleichzeitig streicheln, mit ihm sprechen und es anschauen. Häufiges Tragen in einem Tuch, Baden, Massagen und liebevolles Kuscheln sind unabhängig vom Stillen wichtiger Bestandteil einer tragfähigen Mutter-Kind-Beziehung.

Wegen einer sehr schwierigen ersten Zeit nach der Geburt und damit verbundenen Stillproblemen musste ich schon früh abstillen. Viel wichtiger als das Stillen war für mich jedoch, mein Kind von Anfang an bei mir schlafen zu lassen. Meinen Sohn in einem anderen Raum zu wissen, war für mich völlig unnatürlich. War er unruhig, brauchte ich ihn nur zu berühren oder zu flüstern, und er schlief ohne aufzuwachen und zu weinen einfach weiter. Wir ließen ihn auch tagsüber nie schreien; er konnte sich darauf verlassen, dass Trost und liebevolle Zuwendung sofort da waren. Das Urvertrauen und die Verbundenheit, die wir auf diese Weise vermitteln und erfahren, sind wunderbar. Heute, dreieinhalb Jahre später, strahlt er immer noch die gleiche Zufriedenheit aus wie als Baby. Er ist ein sehr mitfühlender und hilfsbereiter Junge mit einem starken Selbstbewusstsein. Ich bin davon überzeugt, dass die körperliche Nähe, vor allem nachts, für ein Kind von sehr großer Wichtigkeit ist! Das zuverlässige Eingehen auf die Bedürfnisse des Kindes sollte an erster Stelle stehen, sowohl für stillende wie auch für nicht-stillende Mütter.[2]

Da sich die Qualität einer Mutter oft über die Entwicklung und den Zustand ihres Kindes definiert, stellt sich unweigerlich die Frage: Ist ein gestilltes Kind glücklicher und gesünder als ein Kind, das mit künstlicher Säuglingsmilch ernährt wird? Zwar sind die gesundheitlichen Vorteile des Stillens für das Kind wissenschaftlich erhärtet. Auch die Tatsache, dass Stillkinder intelligenter sind und längerfristig über eine bessere psychische Verfassung verfügen, wurde mehrfach nachgewiesen.[3] Nachweislich wirken sich aber auch andere Einflussfaktoren positiv auf die Intelligenz und Psyche des Stillkindes aus.[4] Es konnte nämlich nicht in jeder Studie klar differenziert werden, ob nun die Muttermilch und die darin enthaltenen langkettigen Fettsäuren, die die Gehirnentwicklung fördern, für den höheren Intelligenzquotienten des Kindes verantwortlich sind oder ob die erhöhte Intelligenz und vermehrte Feinfühligkeit der stillenden Mutter auschlaggebend sind. Bei Frühgeborenen hingegen, die Muttermilch mit einer Magensonde erhielten, konnte der höhere IQ eindeutig auf die Nahrung zurückgeführt werden.[5] Fest steht, dass Stillen zu mehr Nähe und Körperkontakt zwischen Mutter und Kind führt. Es könnte sein, dass diese Faktoren für die kognitive Entwicklung des Kindes genauso entscheidend oder noch entscheidender sind als die Muttermilch.

Stillen steigert im Idealfall das mütterliche Wohlbefinden. Innerer und auch äußerer Stress (Partnerschaftsprobleme, beruflicher Leistungsdruck oder andere Konflikte) hemmen jedoch via Stresshormone die Stillhormone und führen somit häufig auch zu Stillproblemen. So ist es in der Tat oft der Fall, dass eine Mutter nicht stillen *kann*, obschon es aus fachlicher Sicht Lösungen für ihr oberflächlich sichtbares Problem gäbe. Warum auch immer eine Mutter abstillt: Es ist ihre ganz persönliche Geschichte, die diese Entscheidung beeinflusst und darf von außen nicht bewertet werden. Nicht zu stillen kann durchaus eine bewusste und kluge Entscheidung sein, ein Prioritäten-Setzen, denn jede Mutter kann nur für sich allein entscheiden, was sie ihrem Kind zu geben fähig ist. Keine Mutter, die ihr Kind abstillt, sollte unter dem Gefühl leiden müssen, sie habe nun dadurch sein Schicksal besiegelt. Sie kann sich stattdessen auf ihre Ressourcen konzentrieren und die Beziehung zu ihrem Kind auf andere Weise stärken. In diesem Zusammenhang verweise ich auf das lesenswerte Buch »Wie, du stillst nicht?« von Regina Masaracchia.

7.2 Stillt eine Mutter nur ihrem Kind zuliebe?

Beim Thema Stillen denken viele an »Aufopferung« und gehen davon aus, dass eine Mutter die »Strapazen« des Stillens nur ihrem Kind zuliebe auf sich nimmt. Stillen hat jedoch sehr viele positive Auswirkungen auf die mütterliche Gesundheit und Psyche.

— Das Saugen des Babys nach der Geburt hilft beim Ausstoßen der Plazenta und vermindert die Blutung.[6]
— Stillen unterstützt die Rückbildung der Gebärmutter und hilft der Mutter, schneller wieder ihr Vorschwangerschaftsgewicht zu erhalten.
— Brustkrebs ist bei Frauen die häufigste Krebsart, mit steigender Tendenz. Studien belegen, dass Stillen (je länger, desto besser) vor Brustkrebs schützt.[7]
— Stillen wirkt präventiv gegen Eierstockkrebs[8], Osteoporose[9], Diabetes und Herzkreislauferkrankungen[10].
— Das Hormon Oxytozin, das den Milchspendereflex auslöst, wird auch »Liebeshormon« genannt, da es immer dann ausgeschüttet wird, wenn zwei Menschen Zärtlichkeit austauschen. Oxytozin fördert die Bindung und das Zusammengehörigkeitsgefühl. Sowohl die Mutter als auch das Kind werden dank dem Hormon ruhiger. Oxytozin reduziert bei allen Menschen Stress und fördert das Wohlbefinden. In einem Versuch, bei dem Mütter eine stressige Prüfung (schwierige Rechnungen lösen und vor Publikum frei sprechen) bestehen mussten, wurde bei denjenigen Müttern, die ihr Baby kurz vorher gestillt hatten, weniger Stresshormone gemessen. Verantwortlich dafür war die Ausschüttung von Oxytozin durch das Stillen.[11] Oxytozin wird in erhöhter Menge bei der Geburt und danach während der ganzen Stillzeit freigesetzt. Jedes Mal, wenn das Baby an der Brust saugt oder die Mutter die Brustwarze auf andere Weise stimuliert (manchmal reicht schon der Gedanke an das Baby, sein Weinen oder ein visueller Reiz), beginnt

die Milch zu fließen. Bei Kälte, Schmerz und Stress wird das Hormon hingegen blockiert, so dass bei Müttern der Milchfluss verspätet oder gar nicht einsetzt, obschon die Milchproduktion normal ist.

— Das Hormon Prolaktin ist verantwortlich für die Milchproduktion. Je häufiger ein Baby an der Brustwarze seiner Mutter saugt, desto mehr Milch wird gebildet. Es ist nicht die Zeit, die das Baby saugend an der Brust verbringt, sondern die Häufigkeit der Stillmahlzeiten, die entscheidend ist. Wenn eine Mutter über zu wenig Milch klagt, bringt es viel mehr, ihr Kind doppelt so oft anzusetzen, als es jeweils länger an der Brust trinken zu lassen. Prolaktin findet sich auch bei Vögeln und Fischen, also nicht nur bei laktierenden Säugetieren. Es wird immer dann ausgeschüttet, wenn Mütter oder Alloeltern sich um ihren Nachwuchs kümmern, ihn beschützen oder füttern.[12] Je höher der Prolaktinspiegel, desto achtsamer gegenüber den Bedürfnissen des Kindes ist die Betreuungsperson. Außerdem macht Prolaktin vergesslich, schränkt das Gesichtsfeld ein und vermindert den Tiefschlaf, wodurch sich die Aufmerksamkeit vermehrt auf das Kind richtet. Die Stillhormone senken den Blutdruck und machen eine Mutter einerseits belastbarer, andererseits aggressiver (die sogenannte Laktationsaggression). Dies kann ihr helfen, ihr Kind zu schützen und sich in dieser sensiblen Lebensphase gegen andere durchzusetzen. Untersuchungen über den Zusammenhang von Hormonen und mütterlichem Verhalten wurden hauptsächlich mit Tieren gemacht und können natürlich nicht eins zu eins auf den Menschen übertragen werden. Ganz sicher ist ein Mensch nicht nur »hormongesteuert«. Sein Verstand, seine Haltung und Ansichten, aber vor allem seine Emotionen und seine Lebenserfahrung prägen sein Verhalten ganz entscheidend. Dennoch haben die Hormone eine beachtliche Wirkung. Während bei niedrigeren Säugetieren Hormone und Instinkt von Bedeutung sind, sind bei den höher entwickelten Primaten Übung und Lernprozesse wichtiger.

— Stillende Mütter kommen laut Untersuchungen zu mehr Schlaf und schlafen besser ein, vorausgesetzt, dass sie ihr Kind bei sich schlafen lassen.[13] Dank dem Stillen muss die Mutter nicht aufstehen und kann ihr Kind liegend wieder in den Schlaf finden lassen.
— Das von vielen stillenden Müttern als anstrengend empfundene nächtliche Saugen dient vor allem auch der Verhütung einer weiteren, kräftezehrenden Schwangerschaft.
— Die Mutter hat Nahrung und Getränk für ihr Kind jederzeit und überall mit dabei; ideal verpackt und temperiert.
— Es müssen weder Flaschen noch Zubehör ausgekocht werden.
— Stillen ist kostengünstig.
— Stillende Kinder sind gesünder, somit reduzieren sich Krankheitskosten und Arztbesuche.
— Stillen wirkt sich positiv auf die mütterliche Psyche aus und dient als Schutz vor einer Wochenbettdepression.[14] Dazu mehr im nächsten Kapitel.

Die Fähigkeit, ein Kind zu stillen, kann das Selbstwertgefühl einer Frau erhöhen. Die meisten stillenden Mütter empfinden beim Anblick ihres Kindes und dem Gedanken, dass sie dieses zumindest in den ersten Monaten ganz allein mit ihrer Milch ernährt haben, einen unbeschreiblichen Stolz.

Künstliche Säuglingsmilch und Schnuller wurden erfunden, um Mütter zu entlasten und die Bedürfnisse eines Kindes auch in ihrer Abwesenheit oder bei Stillproblemen zu erfüllen. Insofern sind solche Ersatzprodukte in bestimmten Situationen durchaus als Segen zu betrachten. Aber heute werden sie auch dann verwendet, wenn Muttermilch und Brust zur Verfügung stehen; sie sind für viele Familien schlicht nicht mehr wegzudenken. Mütter werden dadurch aber nicht nur entlastet, sie werden auch ersetzbar.

Manche Mütter berichten davon, dass sie in anstrengenden Zeiten die Kinderbetreuung gerne jemand anderem überlassen möchten, was jedoch nicht möglich sei, weil sie durch das Stillen an das Kind gebunden seien. Dieser Wunsch nach Entlastung ist verständlich. Nun ist es aber so, dass das Gefühl »nur ich kann meinem Kind geben, was es braucht« einer Mutter auch eine besondere Stellung und innere Stärke verleihen kann. Es wird angenommen, dass Frauen, insbesondere Mütter, zu Jäger-und-Sammler-Zeiten große soziale Wertschätzung erhielten, weil nur sie Kinder austragen, gebären und ernähren konnten. Stillende Mütter werden für ihren Aufwand durchaus belohnt, und das sollte bedacht werden, wenn man von »Opfer« spricht. Von manchen Müttern wird Stillen als pures Glück beschrieben, als eine der schönsten Erfahrungen ihres Lebens.

> **Jedes Mal, wenn ich mich mit meinem Kind hinsetze, um es zu stillen, beruhigt es sich spürbar. Oft schläft es nach kurzer Zeit dabei ein. Aber auch ich beruhige mich jedes Mal und bin danach wie gelöst; auch wenn ich kurz vorher noch aus irgendeinem Grund gestresst war. Beim Stillen gerate ich oft in einen tranceartigen, fast meditativen Zustand. Es fühlt sich einfach gut an![15]**

Während manche Mütter den Moment des Abstillens herbeisehnen, sind andere traurig, wenn es so weit ist. Da Müttern immer wieder auch vorgeworfen wird, sie würden aus egoistischen Gründen länger als nötig stillen, möchte ich hier noch einmal betonen, dass ein Kind nicht gegen seinen Willen gestillt werden kann.

Für Mütter mag es motivierend sein zu wissen, dass sie nicht nur für ihr Kind, sondern auch für sich selbst stillen. Wird dieser Aspekt vermehrt berücksichtigt, rückt die ganze Diskussion um den Stillzwang in ein anderes Licht. Es geht nicht darum, dass eine Mutter sich für ihr Kind aufopfern und die angebliche Belastung nur ihm zuliebe auf sich nehmen muss. Vielmehr kann sie genauso vom Stillen, den damit verbundenen psychologischen und physiologischen Veränderungen profitieren.

7.3 Postnatale Depression

Ungefähr die Hälfte aller Mütter erlebt einige Tage nach der Geburt ihres Kindes den sogenannten »Baby-Blues«, das heißt, sie leidet unter depressiven Verstimmungen. Dies kann sich darin äußern, dass die Mutter sehr niedergeschlagen, traurig, weinerlich und anlehnungsbedürftig ist. Meistens ist der Spuk nach ein paar Tagen wieder vorbei. Untersuchungen haben ergeben, dass Mütter desto weniger solchen Gefühlen ausgesetzt sind, je mehr intensive körperliche Nähe (auch nachts) sie mit ihrem Baby genießen können.[16]

Bei ungefähr 10 Prozent der Mütter bleibt es nicht beim Baby-Blues, sondern kommt zu einer Depression. Symptome sind hier Schlafstörungen, große Sorgen, Angst und andere negative Gefühle. Gerade die Erwartung, überglücklich sein zu müssen, macht diesen Müttern besonders zu schaffen. Zusätzlich leiden sie unter Schuldgefühlen, weil sie sich nicht wirklich über ihr Kind und die neue Lebenssituation freuen können.

Die genauen Ursachen der postnatalen Depression sind immer noch nicht geklärt, sicher an den depressiven Gefühlen beteiligt ist die hormonelle Veränderung. Bisher war man der Meinung, dass die Einnahme von Antidepressiva generell ein Abstillen fordert. Heute weiß man, dass viele neuere Medikamente stillverträglich sind und erkennt den Vorteil des Weiterstillens gerade für depressive Mütter. Die Stillhormone scheinen nämlich einen schützenden Effekt vor Depressionen zu haben, und viele Mütter berichten von einer Verschlechterung ihres Zustandes nach dem Abstillen.[17]

Beim Abstillen, insbesondere wenn es abrupt geschieht, kommt es zudem zu einem Abfall der stimmungsaufhellenden Endorphine im Körper, wodurch eine Depression ausgelöst werden kann. Außerdem stehen gewisse Abstillmedikamente im Verdacht, Depressionen zu begünstigen.[18] Wenn das Abstillen gegen den Willen der Mutter erfolgt und die Stillzeit als glücklich erlebt wurde, kann es zu starken Trauer- und Verlustgefühlen kommen.

Früher wurde versucht, die Lage der depressiven Mütter zu verbessern, indem man ihnen die Babys wegnahm, um sie nicht mit deren Betreuung noch zusätzlich zu überfordern. Viel sinnvoller – und heute auch vermehrt praktiziert – ist es, das Kind bei der Mutter zu lassen, jene bei dessen Betreuung jedoch gut zu unterstützen. So werden depressive Mütter, die ihren Alltag nicht mehr meistern können, in fortschrittlichen Betreuungseinrichtungen zusammen mit dem Kind aufgenommen. Mütter, die ihr Kind nach der Geburt bei sich haben und viel Unterstützung von ihrem Partner und/oder ihrer Familie erhalten, neigen weniger zu postnatalen depressiven Verstimmungen.

Laut Experten, unter anderem der Stillberaterin IBCLC Kathleen Kendall-Tacket, die eine Studie diesbezüglich gemacht hat, sind Mütter (auch stillende), die ihr Kind nachts mit künstlicher Säuglingsmilch füttern, anfälliger für postnatale Depressionen. Mütter nachts schlafen zu lassen, um ihnen Erholung zu ermöglichen, ist folglich nicht sinnvoll.[19]

Der Humanethologe Wulf Schiefenhövel ist der Ansicht, dass die postnatale Depression kulturgebunden ist und in der westlichen Gesellschaft aufgrund fehlenden Körperkontakts zwischen Mutter und Kind und fehlender sozialer Unterstützung vermehrt auftritt. Alle Übergänge im Leben eines Menschen, so auch die Elternschaft, sind höchst krisenanfällig und werden in ursprünglichen Kulturen mit Ritualen begleitet. Die Zeit des Wochenbetts, die sechs bis acht Wochen dauert, dient eigentlich als protektive Zone für die Mutter-Kind-Bindung. Im Westen ging dessen Bedeutung weitgehend verloren; bestenfalls schonen sich Mütter in körperlicher Hinsicht noch ein paar Tage. Von einer Zeit der Ruhe, des Rückzugs und des Getragenseins durch Angehörige kann kaum die Rede sein. Bei Hausgeburten, die im vertrauten Umfeld inmitten der Familie und eventuell mit Unterstützung einer Hebamme stattfindet, kommt es deutlich seltener zu einer postnatalen Depression als bei einer Geburt im Krankenhaus.[20]

In keinem Ratgeber heißt es: »Du musst schön aussehen! Du musst schlank sein und perfekt geformte Brüste haben!« Das ist auch gar nicht nötig. Einen viel größeren und überzeugenderen Eindruck hinterlassen Tausende von Bildern überirdisch schön aussehender Fotomodelle in jeder Zeitschrift und auf jedem Werbeplakat. Diese visuell aufgenommene Botschaft kommt tief im Inneren an.

Mutterschaft kann zu beträchtlichen körperlichen Veränderungen führen. Die mit der Schwangerschaft verbundene Gewichtszunahme hinterlässt bei mancher Frau den Eindruck, überhaupt nicht mehr attraktiv zu sein. Die zusätzliche, jedoch unbegründete Angst vor einem Hängebusen hält nach wie vor Frauen davon ab zu stillen. Untersuchungen haben ergeben, dass Stillen die Brust zwar kurzfristig verändert: Vor der Geburt wird Drüsengewebe aufgebaut, die Brust nimmt an Volumen zu und verdrängt dabei teilweise die Fettschicht. Während der Stillzeit und nach dem Abstillen wird die Brust wieder kleiner, oftmals kleiner als vorher. Längerfristig findet sie jedoch wieder in ihre ursprüngliche Form zurück, vorausgesetzt, dass eine Mutter nicht generell stark abgenommen hat. Die Schwangerschaft hingegen verändert das Aussehen einer Brust dauerhaft. So lässt sich im Nachhinein nicht erkennen, ob eine Frau gestillt hat, jedoch, ob sie schwanger gewesen ist.

Das Rauchen hingegen wirkt sich eindeutig negativ auf die Form der Brust aus, da dadurch das stützende Protein Elastin abgebaut wird.[21] Zudem beeinträchtigt der natürliche Alterungsprozess die äußere Erscheinung der Brust.[22]

Sollte eine Frau eine ästhetische Brustoperation in Erwägung ziehen, ist es ratsam, damit bis nach Abschluss der Familienplanung zu warten. Zwar kann grundsätzlich auch nach einer operativen Brustvergrößerung oder -reduktion gestillt werden – gerade bei Letzterer ist allerdings ein volles Stillen aufgrund fehlenden Drüsengewebes, durchtrennten Milchgängen und Nerven oft nicht möglich.[23]

In manchen Kulturen sind die hierzulande gefürchteten Hängebrüste Symbol von Reife und stolzer Mutterschaft. Eine Untersuchung verschiedener Völker ergab, dass die weibliche Brust (lat. Mamma) vielerorts nicht Sexualobjekt ist, sondern allein der Nahrungszufuhr und Mutter-Kind-Bindung dient. [24] Die sexuelle Bedeutung, die die weibliche Brust im westlichen Kulturkreis hat, scheint insofern viel eher kulturellen denn biologischen Ursprungs zu sein.

Der gesellschaftliche Druck, attraktiv, wenn nicht sogar perfekt auszusehen, prägt das Leben fast jeder Frau, wird aber von vielen nicht als solcher wahrgenommen. Dieser »Schönheitszwang« erstreckt sich nicht – wie der Stillzwang – nur über eine relativ kurze Zeitspanne, sondern dauert in der Regel fast das ganze Leben an. Dass Frauen sich schön anziehen, schmücken und schminken, ist so alt wie die menschliche Kultur. In den letzten Jahren ist es jedoch zu einem regelrechten Jugendlichkeits- und Perfektionswahn gekommen, der keine Skrupel mehr zu haben scheint: Falten werden weggespritzt, Brüste werden operativ verschönert, Fett abgesaugt und die teilweise lebensbedrohlichen Nebenwirkungen ignoriert. Bereits ganz junge Mädchen sind mit ihrem Äußeren nicht zufrieden und sparen ihr Taschengeld für einen chirurgischen Eingriff. Dabei wird eine später eventuell eingeschränkte Stillfähigkeit nicht immer berücksichtigt. Gewisse Frauen schrecken nicht davor zurück, der Schönheit zuliebe unter menschenunwürdigen Bedingungen zu leben.

Breitgestreute öffentliche Bilder von stillenden Müttern hätten vermutlich wesentlich mehr Einfluss auf die Stillbereitschaft einer Frau als die besten Argumente in einem schriftlich verfassten Ratgeber.

7.5 Jede Stillbeziehung geht einmal zu Ende

Manche Mütter befürchten, dass die Beziehung zu ihrem Kind nach dem Abstillen nicht mehr so innig sein wird. Diese wächst zwar auf eine etwas andere, aber nicht minder wertvolle Weise weiter, sofern die Mutter sich nach wie vor feinfühlig und liebevoll um ihr Kind kümmert. Irgendwann wird jede Stillbeziehung beendet – wie dieser Abstillprozess stattfindet, ist jedoch von Bedeutung für beide Beziehungspartner.

Dieses Buch verhilft Müttern, die über das Abstillen nachdenken, hoffentlich, eine individuell passende Entscheidung zu treffen. Viele Mütter sind sich nicht bewusst, was sie eigentlich genau möchten. Ist das Abstillen wirklich ein persönliches Bedürfnis oder ist es der Versuch, den Erwartungen einer oder mehrerer Personen im näheren Umfeld zu entsprechen?

Hilfreiche Fragen, über die eine Mutter nachdenken kann:

- Wie sähen mein Alltag und meine Beziehung zu meinem Kind aus, wenn ich jetzt abstille?
- Wie sähen mein Alltag und meine Beziehung zu meinem Kind aus, wenn ich weiterstille?
- Was wird besser durch das Abstillen respektive Weiterstillen?
- Wer ist aus welchem Grund der Meinung, dass es besser ist, wenn ich jetzt abstille?
- Wer ist aus welchem Grund der Meinung, dass ich weiterstillen sollte?
- Was brauche ich?
- Was denke ich, was mein Kind braucht?

Beim Reflektieren über diese Fragen kann es sein, dass einer Mutter bewusst wird, dass sie nur abstillt, um zum Beispiel endlich von ihrer Umgebung in Ruhe gelassen zu werden. Viele Menschen nehmen irrtümlicherweise an, dass die Stillbeziehung aktiv von der Mutter beendet werden muss und dass dies desto schwieriger wird, je länger sie damit wartet. Da es nur wenige westliche Mütter gibt, die wirklich lange stillen oder ihre Umgebung daran teilhaben lassen, fehlt den meisten Müttern ein entsprechendes Vorbild.

Es ist hilfreich zu wissen, was auf einen zukommen kann, wenn man sein Kind länger als sechs Monaten nach Bedarf stillt. Im ersten Lebensjahr stillt sich kaum ein Säugling von allein ab, auch wenn es häufig vorkommt, dass aus irgendeinem Grund kurzfristig die Brust verweigert wird und die Mutter dies dann als kindlichen Abstillwunsch fehlinterpretiert. Auch im zweiten Lebensjahr möchten die meisten Kinder noch gestillt werden. Viele Kinder stillen sich jedoch zwischen dem zweiten und vierten Geburtstag von selbst ab, manche sind erst später dazu bereit. Im Idealfall kann ein Mutter-Kind-Paar seine Stillbeziehung so lange fortsetzen, wie das für beide stimmt. Natürlich wird das Abstillen durch Einführen der Beikost, häufigen Schnullergebrauch und Trennungen beschleunigt. Eine Mutter darf durchaus aktiv in eine gewünschte Richtung steuern, indem sie ihr Kind weniger häufig stillt oder indem sie es jeweils mit etwas anderem abzulenken versucht. Mit einem älteren Kind kann zunehmend auch gesprochen und das Stillen gemeinsam gestaltet werden.

Wenn eine Mutter merkt: Ich mag jetzt wirklich nicht mehr stillen und möchte diese Phase beenden, bleibt die Frage, wie sie das Abstillen am besten vollzieht. Grundsätzlich lässt sich sagen, dass es sowohl für die Mutter als auch für ihr Kind am angenehmsten und einfachsten ist, wenn dieser Prozess möglichst lange dauert. Ein abruptes Abstillen von heute auf morgen ist meistens für beide Beziehungspartner schmerzlich. Es bewährt sich, das Stillen über mehrere Wochen langsam »auszuschleichen«. Das heißt, es wird zuerst die Stillmahlzeit weggelassen, die das Kind am wenigsten nötig zu haben scheint. Was sich als Ersatz für Muttermilch eignet, respektive wie die Einführung der Beikost gehandhabt wird (je nach Alter des Kindes), lässt sich die Mutter am besten von einer Fachperson erklären.

Die meisten Kinder lassen sich besser zuerst tagsüber abstillen, möchten aber noch in den Schlaf gestillt werden, da das Saugen abends oder in der Nacht vor allem auch emotionale Bedürfnisse erfüllt. Die Mutter kann das Abstillen unterstützen, indem sie dem

Kind die Brust nicht von sich aus gibt und, sollte das Kind danach verlangen, zuerst eine andere Nahrung oder Ablenkung anbietet. Ist das Baby noch klein, benötigt es möglicherweise einen Schnuller, um sein Saugbedürfnis zu befriedigen.

Wenn ein Kind gerade neu in Fremdbetreuung ist und seine Mutter außer Haus arbeiten geht, die Familie umgezogen ist oder Konflikte zu bewältigen hat, wenn das Kind krank ist oder unter großen Fremden-/Trennungsängsten leidet, ist es empfehlenswert, das Abstillen wenn möglich zeitlich zu verschieben. Wird trotzdem aus irgendeinem Grund sofort abgestillt, müssen die Eltern damit rechnen, dass ihr Kind auf diesen Verlust reagiert: Vermehrte Anhänglich- und Weinerlichkeit, aggressives oder regressives Verhalten, höhere Infektanfälligkeit und anderes können Ausdruck eines für das Kind zu raschen Abstillprozesses sein. Dann ist es wichtig, ihm mit viel Verständnis zu begegnen und das Stillen durch zusätzliche Nähe, Körperkontakt und liebevolle Zuwendung zu ersetzen, das Weinen des Kindes ruhig und liebevoll zu begleiten und diesen Übergang mit ihm zusammen auszuhalten. Es ist völlig in Ordnung, dass ein Kind traurig oder wütend darauf reagiert – diese Gefühle sollten ihm auch zugestanden werden.

8. Selbstbewusste Mütter

8.1 Vision einer stillfreundlichen Gesellschaft

Fachlich korrektes Wissen zugänglich zu machen ist eine wichtige Grundlage, um Müttern zu helfen, eine autonome und individuell passende Entscheidung treffen zu können. Reine Informationsvermittlung wird die Stillraten vermutlich nicht (merklich) erhöhen können, sonst fragt es sich, weshalb immer noch so viele Mütter trotz ursprünglichem Stillwunsch und der Möglichkeit, sich das nötige Wissen anzueignen, enttäuscht aufgeben. Zwar zeigen Untersuchungen, dass gebildete und ältere Mütter problemloser und länger stillen[1], was so gedeutet werden kann, dass sie sich mehr Wissen zum Stillen aneignen konnten. Andererseits ist Selbstsicherheit ein wesentlicher Faktor für den Erfolg des Stillens. Es könnte also auch sein, dass Mütter mit besserer Bildung und zunehmendem Alter selbstsicherer sind und ihre Mutterschaft eher nach eigenen Vorstellungen gestalten.

Jahrzehntelange Bindungsforschung und mittlerweile enormes Wissen über die kindliche Entwicklung schaffen heute – zumindest in theoretischer Hinsicht – kompetente Grundlagen für den bestmöglichen Start ins Leben. Kinder brauchen in den ersten Jahren feinfühlige Bezugspersonen, die ihre Bedürfnisse prompt und zuverlässig erfüllen. Ein sicher gebundenes Kind mit einem gesunden Selbst- und Urvertrauen wird bald schon neugierig die Welt erkunden und sich Schritt für Schritt in die Selbständigkeit wagen.[2] Fachlich korrekte Aufklärung kann Eltern sensibilisieren und ihre Beziehung zum Kind stärken. Was aber nützt ein Heer an gut ausgebildeten Beraterinnen und Beratern, wenn ein beachtlicher Teil der Mütter nicht in der Lage ist, ihrem Kind all das zu vermitteln, was es braucht? Viele Mütter wissen nämlich sehr wohl, was ihr Kind nötig hat, können es ihm aber aufgrund ungünstiger Bedingungen trotzdem nur begrenzt geben. Umgekehrt wird wohl jede Mutter ihrem Kind bereitwillig das Beste zukommen lassen, wenn sie über die nötigen Ressourcen verfügt. Hilfe zur Selbsthilfe ist auch hier das Credo, die Mutter soll zur Expertin ihres Kindes und nicht entmündigt werden.

Ich mache immer wieder die Erfahrung, dass viele Mütter große Mühe damit haben, sich »bemuttern« zu lassen. Käme die Unterstützung unaufgefordert und wäre fester Bestandteil der westlichen Kultur, würde sie vermutlich gerne angenommen. Westliche Mütter müssen sich jedoch meistens selbst darum kümmern, Entlastung zu erhalten, und dieses »Einfordern« fällt vielen schwer. Es scheint ihnen ein Zeichen von Schwäche zu sein, nicht alles allein unter einen Hut zu bringen. Gleichzeitig zum 24-Stunden-Job, den ein Baby bedeutet, wird noch versucht, alle anderen Pflichten zu erfüllen: Gäste werden bewirtet, ältere Geschwisterkinder betreut und der Haushalt wie zuvor geführt. Zu kurz kommt dann oft die Beziehung zum Baby. Mütter (und Väter) sind im Idealfall in der ersten Zeit nach der Geburt fast ausschließlich damit beschäftigt, ihr Kind zu tragen, zu liebkosen, zu stillen oder zu füttern und zu wickeln: Diese Tätigkeiten sind in der modernen Leistungsgesellschaft jedoch oft von einem quälenden Gefühl des »Nichts-Tun« begleitet. Wie wesentlich eine Zeit des Kennenlernens und des Sich-Aufeinander-Einlassens für das Ankommen des Kindes, aber auch das Ankommen der Mutter (und des Vaters) in ihrer neuen Aufgabe ist, wird meistens nicht genügend erkannt. Durch die Geburt eines Kindes kommt eben auch seine Mutter zur Welt und braucht Raum und Ruhe, sich im neuen Dasein zurechtzufinden.[3]

Dass es Müttern schwerfällt, andere um Hilfe zu bitten, hat meiner Meinung nach auch damit zu tun, dass in der westlichen Gesellschaft das sogenannt vermeidende Bindungsmuster weit verbreitet ist.[4] Im Gegensatz zu Menschen, die sicher gebunden sind, fällt es Menschen mit einer unsicher-vermeidenden Bindung schwer, ihre Gefühle zu zeigen und Forderungen zu stellen. Dadurch, dass die Bedürfnisse vieler heutiger Eltern in deren Kindheit häufig ignoriert wurden (durch das berüchtigte Schreienlassen zum Beispiel), lernten sie als Kind schon früh, sich zurückzunehmen, um niemandem zur Last zu fallen. Diese erworbene Eigenschaft, die den Mitmenschen zwar angenehm (häufig aber auch emotional sehr distanziert) erscheint, die Botschaft: »Ich komme alleine klar – mach dir um mich mal keine Sorgen!« ist gerade im Hinblick auf die Mutterschaft problematisch, denn jede Mutter ist auf ein tragendes Umfeld angewiesen.

Westliche Mütter befinden sich in einem Dilemma: Einerseits fühlen sie sich verpflichtet, ihr Kind zu stillen, gleichzeitig leben sie in einer stillfeindlichen Gesellschaft. Wenn von ihnen erwartet wird, dass sie ihre Kinder stillen und liebevoll betreuen, dann ist das nur unter der Bedingung möglich, dass dies ihre Lebensqualität verbessert und nicht verschlechtert.

Wie müsste also eine Gesellschaft aussehen, in der Mütter das Stillen ihrer Kinder als attraktiv und lohnenswert empfinden? Welche Rahmenbedingungen müssten gegeben sein? Diese Fragen würde vermutlich jede Mutter anders beantworten und insofern ist die folgende Liste unvollständig. Es ist meine persönliche Vision einer Mutter-und-Kind-gerechten, stillfördernden Gesellschaft:

1. Themen wie Elternschaft und Stillen als normale, menschliche Ernährungsgrundlage sind im Schulstoff enthalten. Kinder sind für vieles noch offen. Auch wenn sie später keine eigenen Kinder haben sollten, macht es Sinn, sie darauf vorzubereiten.
2. Die in den bereits jetzt üblichen Geburtsvorbereitungskursen behandelten Themen Stillen und Umgang mit einem Baby werden tiefgehender diskutiert, und es werden sachliche Informationen zum Entscheidungsprozess bezüglich Stillen vermittelt. Schwangere konzentrieren sich zwar in erster Linie

auf die Geburt und blenden das Danach aus, sind aber in der Mitte der Schwangerschaft recht offen für Fragen rund ums Stillen.

3. Väter werden in Einzelgesprächen mit einer Fachperson auf ihre wichtige Rolle vorbereitet und erhalten wertvolles Wissen über den Aufbau einer sicheren Vater-Kind-Bindung und über Möglichkeiten, die Mutter-Kind-Bindung zu unterstützen.
4. In den Informationsunterlagen, die werdende Eltern erhalten, befindet sich eine DVD (ähnlich der in der Schweiz kostenlos verteilten DVD in den wichtigsten Sprachen zum Eintritt in den Kindergarten und in die Schule). Eltern werden dadurch auf eine zwar unpersönliche, aber sachliche Weise über die Geburt, die Betreuung eines Säuglings, das Stillen, den Aufbau einer sicheren Eltern-Kind-Beziehung und das Unterstützungsangebot bei möglichen Problemen unterrichtet.[5] Eine solche DVD kann jederzeit wieder angeschaut werden. Individuelle Fragen werden zusätzlich in einer persönlichen Beratung beantwortet.
5. Mütter werden nach der Geburt von den Fachpersonen darauf hingewiesen, dass sie Anrecht auf drei von der Krankenkasse bezahlte, persönliche Stillberatungen haben.
6. Interdisziplinäre Zusammenarbeit: Die Betreuung und Kompetenz der Beratung zum Thema Stillen ist in allen Geburtskliniken und externen Beratungsstellen auf einem fachlich aktuellen Stand. Mütter erhalten innerhalb derselben Klinik einheitliche Empfehlungen. Ärzte, Stillberaterinnen, Hebammen und Pflegende kommunizieren untereinander, und wenn nötig auch mit den Fachleuten (Mütterberaterinnen, Kinderärzten und freiberuflichen Hebammen/Stillberaterinnen), die Mütter nach dem Krankenhausaustritt weiterführend begleiten. So wird vermieden, dass Mütter ganz unterschiedliche, sich widersprechende Empfehlungen erhalten.
7. Mütter werden bei Stillproblemen von der Beratungsperson auf den Stillzwang angesprochen, damit sie ihre Gefühle dies-

bezüglich offen ausdrücken und eine individuell passende Entscheidung treffen können. Eine Mutter, die nicht stillen möchte, soll gut begleitet werden. Im besten Fall wird die Ursache, die sie vom Stillen abhält, behoben. Wenn dies nicht möglich ist, wird sie darin bestärkt, ihren Abstillwunsch zu äußern und bekommt Alternativen zu einer bindungsorientierten Kinderbetreuung aufgezeigt. Erstes Ziel ist immer, eine Mutter zu stärken, damit sie ihr Kind genießen und sich als kompetent erleben kann – egal, ob sie stillt oder nicht.

8. Mütter erhalten in den ersten Wochen nach der Geburt bei Bedarf das Angebot familienexterner Unterstützung im Haushalt und bei der Betreuung von älteren Kindern. Bei der Pflege des Babys wird sie bei Bedarf von einer Hebamme, Mütterpflegerin oder Doula angeleitet, die anfangs regelmäßig vorbeikommen.[6] Außerdem wird sie von den Fachpersonen darüber informiert, wohin sie sich bei Still- und anderen Schwierigkeiten wenden kann.
9. Es gibt staatlich subventionierte Begegnungsmöglichkeiten (zum Beispiel Familientreffs) für Eltern kleiner Kinder, damit diese nicht in eine soziale Isolation geraten und denken, sie stünden mit ihrer Überforderung allein da. Still-, Mütter- oder Vätergruppen als wertvolle Möglichkeiten, sich auszutauschen und sich verbunden zu fühlen, stehen zur Verfügung.
10. Stillende Mütter finden im öffentlichen Raum angenehme und ruhige Rückzugsmöglichkeiten. Keine Mutter muss sich genötigt fühlen, sich mit ihrem Kind auf eine öffentliche Toilette zurückzuziehen, um es zu ernähren. Sowohl Restaurants, Museen, Bahnhöfe, Einkaufszentren und Züge bieten Stillräume an.[7]
11. Der Mutter- und Vaterschaftsurlaub ist lang genug, so dass beide Elternteile eine Chance haben, eine gute Beziehung zu ihrem Kind aufzubauen. Außerdem bekommen Eltern, die ihr Kind im Vorschulalter selbst betreuen möchten, ein Erziehungsgeld, das deutlich höher ist als das bisher angebotene Betreuungsgeld, und das einem Elternteil ermöglicht, zu Hause zu bleiben.

12. Mütter und Väter haben die Möglichkeit, Teilzeit und von zu Hause aus zu arbeiten, wodurch die Kinderbetreuung und das Weiterstillen erleichtert werden. Belastende Trennungen werden vermieden oder reduziert, was sich positiv auf die kindliche Entwicklung und die Mutter(Vater)-Kind-Beziehung auswirken kann. Außerdem steigert sich dadurch die Motivation und berufliche Leistung, es kommt zu weniger Ausfällen wegen Krankheit des Kindes und zu weniger Belastung des öffentlichen Verkehrs. Flexible Arbeitszeiten und -orte bedeuten außerdem weniger Zeit- und Energieverlust durch lange und tägliche Arbeitswege. Wenn eine Mutter Haus und Kind verlassen muss oder möchte, hat sie die Möglichkeit, halbtags zu arbeiten. So umgehen viele Mütter das eher mühsame Abpumpen, und es ist auch nicht so tragisch, wenn das Kind andere Formen der Ernährung verweigert. Nach längerer Kinderpause stehen Müttern berufliche Wiedereinstiegsmöglichkeiten zur Verfügung.
13. An den Arbeitsplätzen werden firmeninterne Kinderbetreuungsplätze angeboten, die es den Müttern ermöglichen, ihre Kinder nach Bedarf zu sehen und zu stillen. Je nach Tätigkeit ist es sogar möglich, dass das Kind am Arbeitsplatz unmittelbar bei der Mutter sein kann. Stillende Mütter am Arbeitsplatz werden unterstützt und motiviert. Die rechtliche Lage und die Vorteile des Stillens für die Mutter, das Kind und den Betrieb sind in einer Broschüre, die Arbeitgeber abgeben, deklariert.[8]
14. Kleinkinderzieherinnen arbeiten bindungsorientiert, das heißt, sie sind entsprechend geschult und unterstützen den Aufbau der Bindung zwischen Mutter und Kind. Außerdem wissen sie über das Stillen und den Umgang mit stillenden Müttern und ihren Kindern Bescheid. Die Arbeitsbedingungen und der Lohn von Kleinkinderzieherinnen sind attraktiv, damit ein für das Kind belastender Personalwechsel verhindert wird. Der Betreuungsschlüssel bei unter dreijährigen Kindern beträgt maximal 1:3, wenn ein Kind davon ein Säugling ist, besser 1:2.[9]

15. Mütter erhalten gesellschaftliche Wertschätzung.[10] Die Kompetenzen, die eine Frau durch die Mutterschaft erworben hat, erfahren Anerkennung und werden auch im beruflichen Umfeld berücksichtigt.

Es ist mir bewusst, dass die Umsetzung meiner Vision einen gewissen finanziellen und arbeitstechnischen Aufwand bedeuten würde. Wenn dabei Familienstrukturen gestärkt werden und Kindern ein optimaler Start ins Leben ermöglicht wird, zahlt sich das längerfristig in jeder Hinsicht zugunsten der ganzen Gesellschaft aus.

Familienpolitik ist in Europa nicht einheitlich geregelt. Teile meiner Vision werden in einigen Ländern schon umgesetzt oder sind in Bearbeitung. Die skandinavischen Länder zum Beispiel verfügen bereits über erfolgreiche Stillförderungsprogramme, wie die hohen Stillraten in Schweden und Norwegen belegen.[11] In beiden Ländern befindet sich eine große Anzahl stillfreundlicher Kliniken. In Schweden gibt es eine lange stillfreundliche Tradition und eine Infrastruktur, die das Stillen stark unterstützt. Förderungsprogramme werden vom Ministerium für Gesundheit und Soziales getragen und Fachpersonal wird entsprechend geschult.[12]

8.2 Frankreich – ein Vorzeigeland?

Mein Mann und ich haben nach der Genesung unseres ersten Sohnes längere Zeit in Paris gelebt. Im europäischen Vergleich der Stilltradition und -dauer ist Frankreich von besonderem Interesse: Es bildet nämlich das Schlusslicht: Während in den skandinavischen Ländern fast 100 Prozent der Mütter mit Stillen beginnen, sind es nur etwas mehr als die Hälfte der französischen Mütter. Auf einer Graphik, die darstellt, wie viele europäische Mütter nach sechs Monaten noch stillen (in Schweden und Norwegen sind es ungefähr 70-80 Prozent), ist Frankreich gar nicht mehr aufgeführt.[13]

Den deutschsprachigen Ländern wird Frankreich in Bezug auf die Familienpolitik oft als Vorzeigeland präsentiert, als sogenanntes »Kinderparadies«. Übersetzt bedeutet das: Eine hohe Geburtenrate (neben Island die höchste Europas), ein relativ großzügiges Kindergeld (die bezahlten staatlichen Leistungen steigen mit der Anzahl Kinder an[14]) und eine hohe Dichte an Kindertagesstätten. Manche Politiker erachten Frankreich diesbezüglich als nachahmenswertes Vorbild. Dabei scheint es jedoch weniger um das Wohl der Kinder und ihrer Eltern als um wirtschaftliche Interessen zu gehen: »Die als vorbildlich gelobte Kinderbetreuung in Frankreich bringt einer aktuellen Studie zufolge auch handfeste ökonomische Vorteile.«[15]

Das Bild, das oft von der »Grande Nation« skizziert wird, widerspiegelt jedoch nicht unbedingt die Realität. Beispielsweise entspricht die Annahme, dass fast alle französischen Kinder in Kindertagesstätten betreut werden, nicht den Tatsachen; zumindest nicht in Bezug auf die die Null- bis Dreijährigen. Von diesen wird knapp die Hälfte von den eigenen Eltern betreut, 20 Prozent von Tagesmüttern und weitere 20 Prozent der Kinder sind in einer staatlichen Einrichtung untergebracht.[16] Bei den dreijährigen Kindern sieht es jedoch anders aus: Hier besuchen fast 100 Prozent ganztags die kostenlose Grundschule, die »Ecole maternelle«.[17]

In Deutschland ist die Erwerbsquote bei Frauen zwar leicht höher als in Frankreich, aber viele arbeiten nur Teilzeit, wogegen ein Großteil der französischen Mütter Vollzeit tätig ist.[18] Jene geben ihre Kinder jedoch nicht immer deshalb in Fremdbetreuung, weil sie sich beruflich verwirklichen, sondern weil sie gar keine Wahl haben. Sie gehen dabei eher widerwillig einer schlechtbezahlten, anstrengenden oder langweiligen Arbeit nach, um das in Frankreich nötige doppelte Einkommen zu sichern. Auch für französische Eltern ist es nicht immer einfach, eine geeignete Betreuungsmöglichkeit in der Nähe zu finden und diese mit der Arbeitsstelle zu koordinieren. Dr. Norbert Wagner, Leiter des Auslandbüros Frankreich (Konrad-Adenauer-Stiftung) in Paris, weist darauf hin, dass Eltern und Kinder mit dem französischen Modell nicht nur glücklich sind. So schreibt er: »Ab der 10. Woche nach der Geburt, dem Ende des Mutterschaftsurlaubs, können die Kinder in einer Krippe abgegeben werden. Ihre Verweildauer pro Tag kann bis zu 10 Stunden betragen. Betreuerinnen in Krippen berichten, dass Eltern ihre Kinder auch in ihrer Freizeit oder ihrem Urlaub in der Krippe belassen. Die Eltern verabschieden sich gewissermaßen von ihrer Erziehungsaufgabe. Wenn sie ihre Kinder aus der Krippe abholen, so sollten diese möglichst schon gewaschen, gewickelt und gefüttert sein, damit sie zu Hause gleich ins Bett gebracht werden können. Wo soll und kann da noch affektive Erziehung stattfinden? [...] Kein Wunder, dass die Aggressivität auch schon unter den Krippen-Kindern zunimmt. Einhellig ist die Meinung der befragten Betreuerinnen, die Kinder würden zu kurz nach ihrer Geburt in die Krippe gebracht und verblieben täglich zu lange dort. Viele Eltern entwickeln denn auch Schuldgefühle, dass sie ihren Kindern nicht gerecht werden.«[19]

Die Feministin und Philosophin Elisabeth Badinter ist eine Verfechterin des französischen Systems. Sie stellt in »Der Konflikt: Die Frau und die Mutter« richtigerweise fest, dass die hohen Erwartungen an heutige Mütter diese in eine fast ausweglose Situation führen: »Das mütterliche Ideal kollidiert heftig mit den immer härteren Bedingungen der Arbeitswelt. Wie kann eine Frau dem einen entsprechen, ohne das andere zu opfern?« [20] Die Lösung, die Badinter als Ausweg aus diesem Konflikt sieht, liegt darin, den mütterlichen Anforderungskatalog zu reduzieren und die kindlichen Bedürfnisse vermehrt zu ignorieren, damit es für Frauen attraktiv sei, sowohl in ihre berufliche Karriere zu investieren als auch Kinder zu bekommen. Das Stillen und eigenhändige Betreuen eines Kindes erachtet sie als unnötiges Opfer. Frauen, die sich dafür entscheiden, ihrer Arbeitsstelle zugunsten ihres Kindes längere Zeit fernzubleiben, würden die mühsam erkämpfte Gleichberechtigung nicht genügend anerkennen und letztlich freiwillig den männlichen Interessen unterliegen. »Es ist eine Ironie der Geschichte: In dem Moment, in dem die westliche Frauen sich endlich vom Patriarchat befreien konnten, fanden sie zu Hause einen neuen Meister [das Kind, d.V.].

[…] Der Rückschritt wird im Namen der Liebe zum Kind, des Traums vom perfekten Kind und der moralisch überlegenen Entscheidung gebilligt. Diese Faktoren sind ungleich wirksamer als die äußeren Zwänge. Denn jeder weiß: Nichts geht über die freiwillige Dienstbarkeit! Für diese Umwälzung des Modells von Mutterschaft mussten die Männer keinen Finger krumm machen. Das unschuldige Baby wurde – wenngleich nicht willentlich – zum stärksten Alliierten der männlichen Herrschaft.«[21] Frauen werden laut Badinter vor allem in den deutschsprachigen und nordeuropäischen Ländern zum Stillen gezwungen; dieser Trend würde sich langsam auch auf ihr Land ausdehnen. Mütter, die gerne stillen, scheinen für Badinter nicht zu existieren. Dass überhaupt gestillt wird, liege am fehlenden Mut, den Anweisungen des Fachpersonals zu trotzen.[22]

In Frankreich hingegen mache, so Badinter, gerade die gesellschaftliche Akzeptanz der Mutter, die ihr Kind nicht oder nur kurz stillt und früh schon in Fremdbetreuung gibt, um Vollzeit berufstätig zu sein, Lust auf die Mutterschaft. Tatsächlich führt Frankreich mit zwei Kindern pro Frau die europäische Rangliste an.[23] Durch die spezifische Familienpolitik Frankreichs und ein durchaus begrüßenswertes Kindergeld, das es manchen Müttern erlaubt, länger ihrem gesicherten Arbeitsplatz fernzubleiben, lässt sich die hohe Geburtenrate jedoch nicht ausreichend erklären.[24] Den wahren Grund sieht Badinter in der Tatsache, dass die Kinderbetreuung nicht hauptsächlich den Müttern aufgebürdet wird (den Vätern schon gar nicht), sondern dass sich der Staat weitgehend dafür verantwortlich fühlt. Frauen würden dadurch entlastet, von möglichen Schuld- und Unzulänglichkeitsgefühlen befreit. Etwas anders sieht es die deutsch-französische Journalistin Geneviève Hesse: »Ich vermute […] französische Frauen kriegen deshalb so viele Kinder, weil ihre Sehnsucht nach Mütterlichkeit nicht erfüllt wird. […] Zudem gibt es einige finanzielle Vorteile dort erst ab dem dritten Kind. Nach dem ersten sieht es düster aus. Das schafft einen enormen Druck, schnell in den Job zurückzukehren. Das deutsche Elterngeld ist im Vergleich paradiesisch.«[25]

Die Tatsache einer hohen Geburtenrate ist nicht überzeugend genug, um Frankreich als Musterland in Bezug auf Familienpolitik zu präsentieren, und sagt außerdem nichts über die Lebensqualität und Zufriedenheit der Bevölkerung, insbesondere der Kinder, aus. Der Entschluss, kein oder nur ein Kind zu bekommen, ist bei fehlender Möglichkeit, eine optimale Betreuung zu gewährleisten, durchaus vernünftig und begrüßenswert. In Frankreich macht sich trotz scheinbarer Idealsituation ein immer stärker werdender Trend bemerkbar, wobei gut ausgebildete Frauen bewusst ihrem Arbeitsplatz einige Jahre den Rücken kehren, um zu Hause ihr Kind zu betreuen. Französische Mütter berichten von der zunehmenden Belastung durch die doppelte und dreifache Verantwortung, die sie als Mutter, berufstätige Frau und Ehefrau zu tragen haben. Eine berufliche Auszeit zu nehmen ist gerade für französische Mütter kein einfacher Schritt, denn sie stoßen dabei auf wenig gesellschaftliche Akzeptanz.[26] Sich eine Zeitlang nur einer Aufgabe, dieser jedoch ganz, zu widmen ist – sofern das finanziell möglich ist – für Frauen eine freie und selbstbewusste Entscheidung. Das heißt nicht, dass sie sich der »Herrschaft des Babys«, wie Badinter das ausdrückt, völlig unterordnen, sondern dass sie sich die Freiheit nehmen, die zermürbende Mehrfachbelastung zu vermeiden. Die angebliche Befreiung von der Verantwortung der Kindererziehung durch eine frühe Abgabe des eigenen Kindes in eine staatliche Einrichtung geschieht nicht unbedingt im Interesse der Familie und kommt eher einer Entmündigung der Eltern gleich.

8.3 Die selbstbestimmte Entscheidung

Mütter, die aus freien Stücken die Wahl treffen, vorübergehend nur für ihr Kind da zu sein, haben deswegen ihre persönlichen und beruflichen Interessen keineswegs aufgegeben. Im Gegenteil: Viele Frauen entdecken gerade während der Mutterschaft und der damit verbundenen Veränderung ganz neue Ambitionen und Qualitäten. Sie haben die »Frau« in sich nicht zugunsten der »Mutter« geopfert, sie haben jedoch entschieden, eine Aufgabe nach der anderen zu erfüllen. Zuerst sind sie für ihr Kind da, das seine Mutter hier und jetzt benötigt, später steigen sie wieder in ihre ehemalige oder neudefinierte berufliche Laufbahn ein. Gerade bei Babys und Kleinkindern reicht die vielgerühmte Qualitätszeit der Beziehung nicht aus. Es ist nur sehr begrenzt möglich, abends oder am Wochenende intensiv nachzuholen, was tagsüber verpasst wurde. Die Bedürfnisse eines Kindes in den ersten Lebensjahren zu erfüllen ist eine enorm zeitintensive und verantwortungsvolle Aufgabe. Phasen der Überforderung sind zumindest bei fehlender Unterstützung kaum zu vermeiden. Alle engen und langandauernden zwischenmenschlichen Beziehungen sind, wenn Menschen sich bewusst darauf einlassen, Grenzerfahrungen. Sie beinhalten sowohl Zeiten des Glücks als auch tiefe Krisen. Nichts vermag die menschliche Persönlichkeit derart stark zu formen und zu verändern wie die innig gelebte Beziehung zu einem anderen Menschen. In einer Zeit, in der individuelle Freiheit und Leistung an erster Stelle stehen, erscheint die Betreuung von unterstützungsbedürftigen Menschen wie Kranken, Alten oder eben Kindern als unangenehme Verpflichtung, die wenn möglich abgeben wird, weil sie den eigenen Zielen im Wege steht. Den Lohn für den unermüdlichen Einsatz einer liebevollen Mutter (und ich spreche jetzt bewusst nicht mehr von der stillenden Mutter) ist nicht sofort ersichtlich. Wenn eine Mutter ihrem Kind durch ihre Anwesenheit viel Nähe und Geborgenheit vermittelt und der Vater sie dabei unterstützt, ist das eine Investition in seine gesunde Entwicklung, ein Einzahlen auf das gemeinsame Beziehungskonto, von dem die Eltern später wieder werden abheben können. Das Leben mit einem sicher gebundenen, innerlich gefestigten Kind ist eine große Bereicherung. Umgekehrt kann das Sparen an Zuwendung in den ersten Jahren dazu führen, dass später über einen erheblich längeren Zeitraum ein viel größerer Einsatz geleistet werden muss, denn unsicher gebundene Kinder leiden vermehrt unter Angst oder zeigen aggressives Verhalten. Die Behebung dieser beiden Defizite verursacht einen hohen emotionalen, zeitlichen und allenfalls auch finanziellen Aufwand.[27]

Müttern ist weder geholfen, wenn man ihnen weismacht, ihre wahre und einzige Bestimmung liege in der Betreuung des Kindes, noch, dieses Kind könne genauso gut von jemand anderem betreut werden, die Wirtschaft könne auf sie als wertvolle Arbeitskraft nicht verzichten. Beide Wege sind für Frauen mit einer mehr oder weniger großen Frustration verbunden. Wirklich attraktiv ist einzig die Möglichkeit, beides wählen zu dürfen, ohne beidem *zeitgleich* gerecht werden zu müssen. Wirkliche Lebensqualität beinhaltet für Frauen die Möglichkeit, ihren Wunschberuf anzustreben und chancengleiche Bedingungen und Aufstiegsmöglichkeiten wie ihre männlichen Kollegen vorzufinden. Schwanger- und Mutterschaft dürfen diesen Zielen nicht im Wege stehen, das heißt Mütter brauchen die Unterstützung, für ihr Kind da sein zu dürfen, ohne sich dadurch beruflich ins Abseits zu befördern. Es gibt meiner Meinung nach keinen Grund, weshalb eine berufliche Laufbahn nahtlos fortgesetzt werden muss. Auch wenn eine Mutter eine Zeitlang zu Hause bleibt, um sich um ihr Kind zu kümmern, kann sie den Kontakt zum Arbeitsplatz aufrechterhalten und über Neuerungen informiert werden. Mit dem Älterwerden des Kindes kann sie langsam, vorerst vielleicht nur stundenweise, ihre Stelle wieder übernehmen.

Da solch sanfte Übergänge vom Erwerbsleben in die Mutterschaft und wieder zurück den wenigsten Frauen ermöglicht werden, sind jene oft gezwungen, eine schwierige Wahl nach dem Motto »Ganz oder gar nicht« zu treffen. Schwierig wird es zusätzlich, da viele Arbeitgeber von Frauen bereits in deren Schwangerschaft eine Zu- oder Absage der zukünftigen Anstellung erwarten. Ist eine Mutter zum ersten Mal schwanger, kann sie sich kaum vorstellen, was mit der Mutterschaft auf sie zukommt. Sie kann vielleicht die äußeren Veränderungen ihres Lebens ungefähr abschätzen, aber sie weiß nicht, inwiefern sie sich in emotionaler Hinsicht verändern wird. Viele Mütter sind nach der Geburt ihres Kindes enorm erstaunt über ihre neuartigen, mütterlichen Gefühle. Während sie in der Schwangerschaft dachten, sie würden gerne nach wenigen Wochen wieder an den Arbeitsplatz zurückzukehren, ist der Gedanke auf einmal unerträglich. Da sie ihrem Arbeitsgeber jedoch den Wiedereinstieg versichert haben, geraten sie unter Druck. In der Hoffnung, den sowieso schon schwierigen Schritt zu vereinfachen, wird abgestillt. Wenn Mütter abstillen, weil die Wiederaufnahme der Arbeit oder andere Umstände ihres Lebens dies erfordern, obschon sie eigentlich gerne weiterstillen möchten, kann nicht von einer selbstbestimmten Entscheidung die Rede sein. Vielmehr ist es ein Ausweg aus einer verzweifelten Situation (verbunden mit der Hoffnung auf eine Verbesserung), in der der Mutter die nötigen Ressourcen fehlen.

Die Errungenschaften des Feminismus waren ohne Zweifel von unschätzbarem Wert für die Frauen. Politisches Mitspracherecht, gleiche Berufschancen und gleicher Lohn für gleiche Arbeit (da gibt es allerdings noch einiges zu tun!) sind ohne Frage Grundrechte eines jeden Menschen. Dieselben Rechte bringen jedoch auch dieselben Pflichten und Konsequenzen mit sich. Was Männer anstreben, führt bei Frauen in derselben Form nicht unbedingt zur selben Erfüllung (ganz zu schweigen davon, dass Männer heute oftmals auch eher überlastet denn erfüllt sind). Das Zauberwort lautet meiner Meinung nach nicht »Gleichberechtigung«, sondern »Selbstbestimmung«. Eine Mutter soll – in Absprache mit dem Vater – bestimmen können, wie die Betreuung ihres Kindes und das Leben mit ihm gestaltet wird. Wenn sie sich dafür entscheidet, arbeiten zu gehen und ihr Kind von einer anderen Person betreuen zu lassen, soll sie sich nicht als Rabenmutter fühlen müssen. Sie sollte, falls keine innerfamiliäre Betreuung möglich ist, ein bindungsorientiertes und an den individuellen Bedürfnissen des Kindes angepasstes Betreuungsangebot nutzen können. Die Priorität der außerfamiliären Baby- und Kleinkindbetreuung muss in erster Linie in der frühen Bindung liegen. Stillt eine Mutter aus welchen Gründen auch immer ihr Kind nicht oder nur kurz, soll sie sich dafür nicht rechtfertigen müssen.

Eine Mutter hingegen, die sich entschließt, einige Jahre beruflich auszusetzen und ihr Kind eigenhändig aufzuziehen, soll sich nicht als wertlos empfinden. Sie soll deswegen den beruflichen Anschluss nicht verlieren und beim Wiedereinstieg auch nach längerer Pause unterstützt werden. Genauso wenig soll sie sich vorwerfen lassen müssen, den Autonomieprozess ihres Kindes zu behindern, wenn sie es nach Bedarf und lange stillt. Berufstätige Mutter oder »Nur«-Mutter, stillende Mutter oder nicht-stillende Mutter: Das sind jeweils die beiden Extreme einer großen Bandbreite an Möglichkeiten. Allzu oft sind unbewusste Einflüsse und soziale Erwartungen viel gewichtiger als die eigenen Bedürfnisse und Wünsche. Der Zugang zu sich selbst ist häufig seit der eigenen Kindheit verschüttet und muss mühsam wieder freigegraben werden. Wenn ein Mensch achtsam mit sich selbst sein und wahrnehmen kann, was er braucht, um sich wohl zu fühlen, kann er auch anderen gegenüber feinfühlig und empathisch sein. Wie auch immer eine Mutter sich entscheidet, es soll ihre selbstbestimmte Wahl sein, die sie innerlich bejahen kann.

9. Mutterschaft und Stillen aus historischer Sicht

9.1 Die Veränderung der Mutter-Kind-Beziehung durch die Sesshaftigkeit

Das Motiv der stillenden Mutter tritt erstmals auf mesolithischen Felszeichnungen (10'000–5000 Jahre v. Chr.) auf.[1] Skulpturen von Muttergöttinnen, häufig gesichtslose, üppige Frauen mit großen Brüsten, zeugen davon, dass die Mutter in der Frühgeschichte als Gebärerin und Ernährerin eine wichtige soziale Stellung innehatte.[2] Sie war es, die dank Schwangerschaft und Geburt Leben spenden und es dank der Laktation erhalten konnte. Abbildungen stillender Frauen sind auch in späteren Epochen und Kulturen zu finden.[3] Die Ansicht, dass Stillprobleme damals nicht auftraten, ist weit verbreitet. Störungen in der frühen Mutter-Kind-Beziehung sind jedoch kein Phänomen der modernen westlichen Gesellschaft.[4] Sumerische Wiegenlieder (3000 Jahre v. Chr.) zeugen davon, dass schon damals nicht alle Kinder von ihren eigenen Müttern, sondern teilweise von Ammen gestillt wurden. Altägyptische Funde von Trinkgefäßen für Säuglinge belegen, dass Stillen bereits zu dieser frühen Zeit in der menschlichen Geschichte nicht immer möglich war und ein Ersatz gefunden werden musste.[5]

Mit dem Sesshaftwerden des Menschen vor circa 5000 Jahren (je nach Region früher oder später) und dem Entstehen der ersten Hochkulturen hat sich die menschliche Lebensweise massiv verändert. Die Abstände zwischen den Geburten wurden kleiner. Kleinkinder mussten nicht mehr weite Strecken für die Nahrungssuche getragen werden, was es möglich machte, bereits nach kurzer Zeit ein weiteres Kind zu bekommen.[6] Durch Ackerbau und Viehzucht verbesserte sich das Nahrungsangebot, was bei Mädchen zu einer früheren Fruchtbarkeit und einer besseren Versorgung der ganzen Bevölkerung führte. Dadurch wuchs die Bevölkerungszahl. Unsere jüngeren Vorfahren waren Bauern, deren Existenz von klimatischen Bedingungen und damit verbundenen Ernteerträgen abhing. Neuere Probleme waren unter anderem bisher ungewohnte und zum Teil unverträgliche Nahrungsmittel, Bevölkerungswachstum, Kriege, Wasserverschmutzung und die Verbreitung von Krankheitserregern.

Babys wurden im Schutz der Häuser nun vermehrt abgelegt und teilweise tagsüber allein zurückgelassen. Ein früher Verlust des Körperkontakts führt bei Säuglingen jedoch zu großer Angst und Unwohlsein, worauf sie naturgemäß mit Schreien reagieren. Babys in heute noch existierenden Jäger-und-Sammler-Kulturen werden auf ursprüngliche Weise über viele Monate lang ständig getragen, nach Bedarf gestillt und schlafen nachts bei der Mutter. In diesen Kulturen weinen Babys nachweislich viel weniger.[7]

Durch die frühe Mutterentbehrung entstanden die ersten traumatisch-psychologischen Verletzungen; Folge waren Angst, Wut und Trauer. Tatsächlich scheinen diese Probleme seit dem Entstehen der ersten Hochkulturen ein zunehmendes Phänomen gewesen zu sein – mit Auswirkungen bis in die heutige Zeit.[8]

Dank dem Domestizieren von Tieren war es möglich, Kinder mit Tiermilch zu ernähren. Kleinkinder mussten fortan nicht mehr so lange gestillt werden und ein Säugling, dessen Mutter nicht stillen konnte und dem keine Amme zur Verfügung stand, konnte notfalls mit Ziegen- oder Eselsmilch ernährt werden.[9] Ranghöhere Familie leisteten sich eine Amme, die das Kind stillte; das war gegenüber der Ernährung mit Tiermilch die sicherere und gesündere Methode.[10]

9.2 Das Ammenwesen

Wie das bei Menschenaffen und in ursprünglichen Kulturen der Fall ist, war es vermutlich immer schon üblich, dass Säuglinge, die nicht von der eigenen Mutter gestillt werden konnten, an der Brust einer anderen Mutter trinken durften und von dieser betreut wurden. Dieses Stillen durch andere Mütter war jedoch, außer wenn die Mutter verstarb, nicht mit einer Trennung verbunden. Und meistens waren diese Ersatzmütter, auch Allomütter genannt, Verwandte der Mutter und hatten ein Interesse am Wohlergehen des Kindes.[11]

Das Ammenwesen als bezahlter Berufszweig entstand mit dem Aufkommen der ersten Hochkulturen. Bereits 3000 Jahre vor Christus verkauften laut alten Dokumenten Frauen ihre Muttermilch und waren vertraglich gebunden.[12] Nur reichere Familien konnten sich eine Amme leisten, in den tieferen gesellschaftlichen Schichten wurden Kinder nach wie vor mehrere Jahre von ihren eigenen Müttern gestillt. In Europa erreichte das kommerzielle Ammenwesen im 18. Jahrhundert seinen Höhepunkt und wurde nun auch von ärmeren Familien in Anspruch genommen.

Bis ein wirklich brauchbarer Ersatz für Muttermilch Ende des 19. Jahrhunderts entwickelt wurde, war eine Mutter, die ihr Kind nicht selbst stillte, auf Tiermilch oder eine Amme angewiesen.[13] Diese musste Milch für das fremde Kind zur Verfügung stellen können, was voraussetzte, dass sie selbst Mutter war. Zwar ist es grundsätzlich jeder Frau möglich, Milch zu produzieren, sogar wenn sie nicht schwanger gewesen ist oder die eigene Stillzeit bereits lange zurückliegt. Der Aufwand ist jedoch viel größer und die Milchproduktion geringer. Die Kinder der Ammen durften in den seltensten Fällen gleichzeitig gestillt werden, fürchtete man doch, es stehe dem reicheren Kind dann weniger Milch zur Verfügung. Ammenkinder wurden oft mit einem Mehl-Wasser-Gemisch gefüttert und starben häufig. Es gibt Berichte, dass manche Mütter aus Verzweiflung ihr Kind im Findelhaus abgaben, sich dann als Amme bewarben, um (mit einem Trick, der vermutlich nur selten gelang) gegen Bezahlung das eigene Kind stillen zu können.[14] Über das Leid der Ammen, die früher meistens Sklavinnen und später Frauen niedrigeren Ranges waren, ist wenig bekannt. Ammen jedoch, die von reichen Familien angestellt wurden, genossen oft ein luxuriöses Leben. Durch das Stillen und die intensive Nähe zu dem ihr anvertrauten

Kind entwickelte eine Amme eine Bindung zu diesem. Sobald das Kind mit anderen Nahrungsmitteln ernährt werden konnte, wurde es von der Amme getrennt, was für beide eine schmerzliche Erfahrung gewesen sein muss.

Am besten war es, eine Amme im eigenen Haus anzustellen – die teuerste Variante. Hier konnte kontrolliert werden, ob die Amme das Kind gut betreute. Alle anderen Kinder, die ihr Elternhaus verlassen mussten und zu einer Amme geschickt wurden, die meistens weit weg lebte, waren dieser völlig ausgeliefert. Eltern konnten nur hoffen, dass es ihrem Sprössling einigermaßen gut erging.

Die kürzeren Abstände zwischen den Geburten und die größere Kinderzahl waren für Mütter mit einer schlechteren Gesundheit verbunden. Zehn bis zwanzig Kinder zu gebären kann wahrlich als Tortur betrachtet werden. Außerdem war jede Geburt ein großes Risiko, das etlichen Frauen das Leben kostete. Es lässt sich aus diesen Gründen mit Sicherheit sagen, dass es nicht in erster Linie die Mütter waren, die diesen Weg wählten. Viel eher waren es die autoritären Väter, die vor allem in Söhne investieren wollten. Die historisch belegten Berichte über das Ammenwesen sagen viel weniger über die Existenz oder Nicht-Existenz von Mutterliebe aus, als über die strategischen Absichten der Väter (und der führenden Elite). Jene erwarteten von ihren Frauen, dass sie mitarbeiteten, um das Familieneinkommen zu sichern. Die intensive Betreuung des Kindes und das Stillen beeinträchtigten ihre Leistungsfähigkeit.

Natürlich gab es wohlhabende Frauen, die ihr Kind aus »egoistischen« Gründen nicht selbst stillen wollten, aus dem Bedürfnis, frei zu sein und – auch damals galt dieser Irrglaube – ihre jugendlichen Brüste zu bewahren. Aber auch diese Entscheidungen dienten in erster Linie den Männern, die ihre Frauen somit nicht mit ihren Kindern teilen mussten. Manche Vertreter der katholischen Kirche, die einerseits eheliche Treue forderten, verboten den sexuellen Kontakt, solange eine Mutter noch stillte.[15] Das erklärt, weshalb viele Ehemänner darauf bestanden, das Kind möglichst rasch zu einer Amme zu bringen.[16] Dieses mütterliche Dilemma, zwischen den Bedürfnissen des Kindes und denen des Partners hin- und hergerissen zu sein, hat sich bis heute nicht geändert. Nach wie vor berichten Mütter davon, dass ihre Partner sie zum Abstillen drängen oder darauf bestehen, das Kind endlich alleine schlafen zu lassen.

Das Ammenwesen hat, so scheint es, seit der Einführung von künstlicher Säuglingsmilch seinen Stellenwert verloren. In China jedoch erlebt dieses alte Gewerbe eine Renaissance.[17] Seit dem Skandal um verseuchte Babynahrung haben chinesische Mütter, die nicht stillen können oder wollen, das Vertrauen in die künstliche Säuglingsmilch verloren. Im Sommer 2008 wurde bekannt, dass Pulvermilch für Säuglinge mit der Chemikalie Melamin gestreckt und dadurch verunreinigt wurde, was bei Kindern zu schweren Nierenerkrankungen und sogar zum Tod führen kann. 54'000 chinesische Kinder erkrankten, vier starben und über 5000 werden immer noch in Krankenhäusern behandelt. Daher suchen jetzt Tausende von Müttern in China nach einer geeigneten Amme, die ihrem Kind die Ernährung mit Muttermilch ermöglicht. Via Internet bewerben sich vor allem Frauen vom Land, um ein reicheres Stadtkind zu stillen, eine Online-Jobbörse vermittelt die Ammen an interessierte Familien. Ob diesem Berufszweig ein Comeback bevorsteht, wird sich zeigen. Auf jeden Fall müssten moderne Ammen gesundheitlich durchgecheckt werden können, um dem von ihnen gestillten Kind keine Krankheiten zu übertragen. Außerdem müsste sichergestellt werden, dass ihre eigenen Kinder wenn möglich weiterhin von ihnen betreut oder sogar gestillt werden können. Auch sollte das Stillen durch eine fremde Frau die Beziehung zwischen der nicht-stillenden Mutter und ihrem Kind nicht belasten. Für westliche Vorstellungen erscheint die Möglichkeit des Erwerbs von fremder Muttermilch via moderner Milchbanken oder Internetforen etwas attraktiver. Dieses Angebot und die Nachfrage danach zeigen weltweit eine steigende Tendenz. Die gespendete Muttermilch und die Spenderinnen müssen genau untersucht werden, um eine optimale Qualität des Produktes zu gewährleisten und ein Übertragen von Krankheitserregern zu verhindern. Deshalb handelt es sich hier um eine zwar gute, aber aufwendige und teure Alternative zur Verwendung von künstlicher Säuglingsmilch.

9.3 Findelkinder

Vermutlich haben Mütter Kinder, die in ihren Augen keine lebenswerte Zukunft hatten oder deren Betreuung ihre eigene Zukunft gefährdete, schon zu Urzeiten weggegeben oder ausgesetzt. In den letzten tausend Jahren der Menschheitsgeschichte hat das fast epidemieartige Aufkommen von Findelhäusern dazu geführt, dass Tausende (wenn nicht Millionen) von Eltern ihre Kinder dort abgaben, in der Hoffnung, dass sie trotz der hohen Sterblichkeitsrate irgendwie überleben würden. Kinder, die in ein solches Findelhaus kamen, hatten tatsächlich kaum eine Chance, das erste Lebensjahr zu überleben. Neben zahlreichen hochansteckenden und meistens tödlich endenden Erkrankungen war es aufgrund fehlender Ersatznahrung fast unmöglich, die Säuglinge zu ernähren. Ganz zu schweigen davon, dass Babys in diesen Waisenhäusern auch nicht die emotionale »Nahrung« erhielten, die für ein gesundes Aufwachsen nötig ist.[18]

Die Problem»lösung« vieler Eltern, ihre Kinderzahl durch das Abgeben einiger Kinder ins Findelhaus zu reduzieren und somit nicht so viele »Mäuler stopfen« zu müssen, entpuppte sich häufig als Teufelskreis. Sobald eine Mutter nicht mehr stillte, weil sie ihr Baby weggegeben hatte, wurde sie rasch wieder schwanger und stand erneut vor demselben Problem. Eltern mussten damit rechnen, dass das Aussetzen eines Kindes meistens dessen Tod gleichkam (und haben diese Tatsache vermutlich in ihrer Hoffnungslosigkeit verdrängt); sie machten sich dadurch jedoch zumindest in religiöser Hinsicht nicht schuldig, wie sie es getan hätten, wenn sie ihr Kind selbst getötet hätten. Es waren nicht immer nur arme Eltern, die offensichtlich keine andere Wahl hatten, sondern oft auch Bürger aus dem Mittelstand, die es sich vermutlich hätten leisten können, ihre

Babys bei sich zu behalten – und es trotzdem nicht taten. Schriftliche Dokumente berichten davon, dass die Kinder (teils durch die Väter) so schnell wie möglich nach der Geburt von der Mutter getrennt und weggebracht wurden. Weder Mutter noch Kind hatten eine Chance, wenigstens ansatzweise eine Bindung aufzubauen. Eltern, die ihr Kind in ein Findelhaus oder zu einer Amme gaben, wurden fortan des indirekten Mordes bezichtigt, da tatsächlich die wenigsten dieser Kinder überlebten. Bestimmt war es nicht die (bewusste) Absicht der Eltern, ihre Kinder umzubringen. Sie versuchten durch dessen Weggeben ihre eigene Belastung zu verringern und ihre Zukunftsperspektiven zu verbessern.[19]

Auch heute noch werden Babys weggegeben; entweder durch organisierte Adoption oder mittels einer Babyklappe, in die das Kind anonym gelegt werden kann. Die Gründe der heutigen Mütter, ihr Kind wegzugeben, sind vermutlich dieselben geblieben; die Chancen des Kindes auf eine gute Zukunft sind – falls es in gute Hände gelangt – heute jedoch wesentlich besser.

9.4 Kindsmord

Grundsätzlich wird davon ausgegangen, dass eine Mutter ihrem Kind niemals etwas antun würde. Tier- und Menschenmütter kümmern sich in der Regel liebevoll um ihren Nachwuchs. Meldungen über Kindstötungen stoßen auf Abscheu und Entsetzen. Blaffer Hrdy beleuchtet das Thema Infantizid in ihrem Buch »Mutter Natur« von einer etwas anderen Seite. Kindstötungen gibt es sowohl überall im Tierreich als auch in der ganzen Menschheitsgeschichte. Auch menschliche Mütter entscheiden sich manchmal dafür, ihre Säuglinge zu töten. Gründe dafür sind unter anderem das Fehlen alternativer Formen der Geburtenkontrolle, fehlende Unterstützung bei der Kinderbetreuung oder Bindungsprobleme aufgrund eigener Kindheitserfahrungen. Mütter mussten immer schon abwägen, ob sich der Einsatz, ein zum Beispiel krankes, schwaches oder vaterloses Kind aufzuziehen, lohnen würde, oder ob sie ihre Ressourcen besser für einen späteren Zeitpunkt aufhoben. Im Verlauf der Menschheitsgeschichte und spätestens im Mittelalter war das moralische Empfinden des Menschen so weit entwickelt, dass diese Kindstötungen nicht mehr ohne weiteres zugelassen werden konnten. Babys wurden folglich »unabsichtlich« im Schlaf erdrückt, nicht gestillt (zum Beispiel nur mit Mehlsuppe ernährt) oder ins Waisenheim gegeben, was meistens dem Tod des Kindes gleichkam.[20]

Heute besteht die Möglichkeit der Geburtenkontrolle und der Abtreibung, was vor allem in der katholischen Welt auf große Ablehnung stößt und als eine Form der Kindstötung betrachtet wird. Beides zu verbieten ist keine hilfreiche Lösung. Leider gibt es nach wie vor viele Fälle von Menschenmüttern, die ihre (unerwünschten) Kinder zwar zur Welt bringen, diese jedoch dann im Stich lassen oder sogar töten. Fehlende soziale Unterstützung, Missbildungen des Kindes oder das »falsche« Geschlecht können bei einer Mutter zu einer solch schlimmen Tat führen. Frauen werden zwar deutlich seltener kriminell als Männer. Bei einem von einer Frau ausgeübten Mord oder bei Gewalt sind die Opfer jedoch in den meisten Fällen die eigenen, neugeborenen Kinder.[21]

»Bei anderen Primaten ist der Mörder […] fast immer ein nichtverwandtes Individuum, niemals die Mutter. Und selbst wenn nichtmenschliche Primatenweibchen in Kindstötungen verwickelt sind, fügen Mütter nie ihren eigenen Babys Schaden zu, sondern töten allenfalls die Babys anderer Weibchen. Nur in allergrößter Not entzieht eine Mutter ihrem Kind die Zuwendung oder lässt es im Stich. Es kommt durchaus vor, dass eine Affenmutter ein wenig grob zu ihrem Baby ist, es kurz hinter sich herzieht, ihm eine Ohrfeige verpasst oder ihm mit gefletschten Zähnen droht – vor allem in der Entwöhnungsphase. Aber noch nie ist eine freilebende Affen- oder Menschenaffenmutter beobachtet worden, die ihr eigenes Baby mit voller Absicht ernsthaft verletzt.«[22] Sogar blinde oder behinderte Affenbabys werden liebevoll umsorgt, solange sie es schaffen, sich am

Fell der Mutter festzuhalten. Stirbt ein Affenbaby, trägt die Mutter den toten Körper oft noch tagelang mit sich herum. Bei ganz vielen Tierarten ist es jedoch der Fall, dass Infantizid relativ häufig vorkommt. In der Regel sind es fremde Männchen, die die Jungen töten, um sich dann mit den wieder kinderlosen Weibchen paaren und selbst fortpflanzen zu können. Diese Mütter müssen ihre Jungen folglich nicht nur vor anderen Raubtieren, sondern auch vor Männchen (und Weibchen, die sich so ein Baby beschaffen wollen, zum Beispiel, wenn das eigene nicht überlebt hat) ihrer eigenen Gattung beschützen. Dabei sind sie entweder auf die Unterstützung des (potentiellen) Vaters oder verwandter Weibchen angewiesen.[23]

Auch beim Menschen ist das Vorhandensein eines zuverlässigen Partners oder zusätzlicher Bezugspersonen, die der Mutter helfen, das Kind zu betreuen, die beste Garantie für eine beschützte Kindheit.

9.5 Von der Frühgeschichte bis ins Mittelalter

Die durch die Sesshaftigkeit auf Ackerbau und Viehzucht ausgerichtete Lebensweise führte zu folgenschweren Veränderungen: Frühe Trennungen, Ratschläge, die eher auf Aberglauben denn auf wissenschaftlichen Erkenntnissen basierten und kulturelle Bräuche erzeugten bei Mutter und Kind große Verunsicherung. Zu nennen ist hier das Kolostrum-Tabu, das in vielen Kulturen und Epochen praktiziert wurde: Die protein- und immunstoffreiche Vormilch nach der Geburt wurde weitläufig als gefährlich oder gar giftig erachtet und das Kind durfte erst nach Stunden bis Tagen an die Brust gelegt werden, was einen Still- und Beziehungsstart massiv erschwerte.[24]

Unzählige künstlerische Darstellungen geben Aufschluss über Bedeutung und Praxis in der Mutter-Kind-Beziehung einer bestimmten Epoche.[25] Altägyptische Abbildungen zeigen Göttinnen, die ein bereits älteres Kind stillen. Aus der Antike sind nur wenige Zeugnisse von stillenden Müttern erhalten, vielmehr wird vom damals verbreiteten Ammenwesen berichtet. Im alten Griechenland gab es ein Gesetz, das Mütter zum Stillen ihrer Kinder zu verpflichten versuchte; ein Hinweis darauf, dass anscheinend viele Mütter dies nicht taten.[26]

Christlich-religiöse Darstellungen von Maria und dem Jesuskind griffen die Mutter-Kind-Thematik auf.[27] Künstler waren über Jahrhunderte nahezu besessen davon. Im frühen Christentum ging man davon aus, dass Jesus bereits gottähnlich zur Welt kam, somit wurde er neben Maria zwar klein, aber mit den Körperproportionen eines Erwachsenen und nie an der Brust abgebildet. Erst spätere Kunstwerke des 13. und 14. Jahrhunderts zeigen Jesus auf dem Schoß von Maria sitzend oder in ihrem Arm als gestillten Säugling. Bei manchen Gemälden wurde die nackte Brust später übermalt.[28] Einerseits wurde die Mutter-Kind-Beziehung in religiösen Mariendarstellungen idealisiert, andererseits blühte das Ammenwesen immer mehr auf. Vermutlich wurden jedoch die meisten Kinder bis ins späte Mittelalter von ihren eigenen Müttern mindestens zwei Jahre lang gestillt.[29] Unzählige Wallfahrtskirchen mit Bildern der »Maria lactans« (der stillenden Maria) wurden von Müttern aufgesucht, die unter anderem dafür beteten, genügend Milch zu haben.[30]

Der Psychoanalytiker Franz Renggli schreibt in seinem Buch »Selbstzerstörung aus Verlassenheit« über die mittelalterliche Mutter-Kind-Beziehung und ihre psychologischen Folgen.[31] Priester und Pädagogen versuchten bereits im 12. und 13. Jahrhundert, Mütter davon abzuhalten, ihre Kinder nachts bei sich schlafen zu lassen. Man wollte verhindern, dass Babys im Schlaf unabsichtlich erdrückt wurden, und ignorierte dabei, dass das nächtliche Ersticken eine damals vermutlich weitverbreitete Form der »Kinderreduktion« war. Obrigkeitsgläubige Eltern verbannten ihre Babys zunehmend in eine eigene Wiege, wodurch der beruhigende Körperkontakt reduziert wurde[32]. Das weitverbreitete und heute zu Recht umstrittene stramme Einwickeln (Pucken)[33] des Kindes diente lange Zeit als Ersatz, bis jedoch auch dies aufgrund der fehlenden kindlichen Bewegungsfreiheit von Ärzten verboten wurde.

Das zunehmende Abwandern in die Städte und die damit verbundene Entwurzelung führte zu Störungen in der höchst sensiblen, auf eine tragfähige und unterstützende Gemeinschaft angewiesene Mutter-Kind-Beziehung.[34]

9.6 Das Schicksal der französischen Kinder

Die Tatsache, dass im 17. Jahrhundert in der französischen Gesellschaft ein Großteil der Kinder schon nach der Geburt ihrer Mutter weggenommen und teilweise weit weg aufs Land zu einer fremden Amme geschickt wurde, führt Elisabeth Badinter, Autorin des Buches »Die Mutterliebe«, als Beweis der Nicht-Existenz der natürlichen, in jeder Frau angelegten Mutterliebe auf.[35]

Liebe und Zärtlichkeit hatten damals – so Badinter – keinen gesellschaftlich anerkannten Stellenwert. Sowohl die sexuelle Lust als auch das Stillen des Kindes »mit Wollust« waren verpönt. Im besten Fall empfanden Eheleute freundschaftliche Gefühle füreinander. Der Vater war innerhalb der Familie das autoritäre Oberhaupt, dem sowohl die Mutter als auch das Kind untergeordnet waren. Der Mutter kam zwar die Aufgabe zu, das Kind zu erziehen, dabei durfte sie es jedoch nicht mit unnötiger oder sogar »schädlicher« Zärtlichkeit behandeln. Ein Verwöhnen des Kindes verderbe es; außerdem entspringe dies nur dem Egoismus und dem persönlichen Vergnügen der Mutter. Dieses unmenschliche Erziehungsideal wurde von Theologen, Pädagogen und Philosophen entworfen und war in erster Linie nur der gebildeten Oberschicht zugänglich. Der Einfluss auf die tieferen Schichten der Bevölkerung war vermutlich gering. Dort galt das Kind laut Badinter in erster Linie als Last, dessen Pflege und Aufzucht eine Familie eher überforderten, denn mit Freude erfüllten.[36] Kindstötung und Aussetzen des Kindes waren allgegenwärtig und Ausdruck einer großen Verzweiflung. Weitläufig wurden Kinder damals mit großer Gleichgültigkeit behandelt. Sie waren in den Augen der Gesellschaft ersetzbare, wertlose Wesen. Eine Kinderheilkunde gab es in der Medizin nicht und oftmals weigerten sich Ärzte, kranke Kinder zu behandeln.

Bereits im 13. Jahrhundert wurde in Paris ein erstes Vermittlungsbüro für Ammen eröffnet, das jedoch damals noch ausschließlich von Adelsfamilien in Anspruch genommen wurde. Erst gegen Ende des 16. Jahrhunderts begann auch die bürgerliche Schicht Ammen anzustellen. Im 18. Jahrhundert war die Unterbringung des Kindes bei einer Amme in allen Gesellschaftsschichten Frankreichs verbreitet.

»Im Jahre 1780 werden von den 21'000 Kindern, die jährlich in der Hauptstadt geboren werden [...] weniger als tausend von ihrer Mutter und tausend von einer im Haus lebenden Amme gestillt. Alle übrigen, also 19'000, werden in Pflege gegeben. Von diesen 19'000, die einer Amme außerhalb des Elternhauses anvertraut werden, werden 2000 bis 3000 [...] in der näheren Umgebung von Paris untergebracht, die anderen, die weniger begütert waren, werden in die Ferne verbannt.«[37] Viele Kinder verstarben bereits auf dem Weg zur Amme. Badinter gibt zu, dass aus dem Verhalten dieser Mütter nicht auf einen Mangel an Liebe zu schließen ist, es zeige ihre existentielle Not auf. Man könne daraus höchstens schließen, dass der Überlebensinstinkt eben noch stärker als der Mutterinstinkt sei.

Auf der anderen Seite erklärt sich diese scheinbare Gefühlskälte dem Kind gegenüber durch die Tatsache, dass kaum eines das erste Lebensjahr überlebte. Es ist eine menschliche Schutzreaktion, sich gefühlsmäßig unkontrollierbaren und schmerzhaften Situationen zu verschließen, um nicht davon übermannt zu werden. »Es war [...] besser, sich nicht zu sehr zu binden, um anschließend nicht zu sehr leiden zu müssen«, wie es Badinter ausdrückt.[38] Damit scheint das Fehlen oder Unterdrücken der mütterlichen Gefühle erklärt zu sein. Nicht jedoch für Badinter, die daraus einen entscheidenden Umkehrschluss zieht: »Nicht weil die Kinder wie die Fliegen sterben, haben die Mütter [die reichen, die die Mittel gehabt hätten, d.V.] sich so wenig für sie interessiert, sondern wenigstens zum Teil sind sie deshalb in so großer Zahl gestorben, weil die Mütter sich nicht für sie interessierten.«[39]

Einen weiteren Beweis, der gegen eine Existenz der angeborenen Mutterliebe spreche, sieht Badinter in der Weigerung der damaligen Mütter, ihr Kind zu stillen. Sie begründeten diesen Entscheid mit einer schlechten Gesundheit, der Befürchtung, durch das Stillen an Schönheit einzubüßen oder weil es nicht anständig war. Stillen wurde als lächerlich und ekelhaft betrachtet. Wollte eine Mutter höheren Ranges ihr Kind selbst stillen, so konnte sie dies unmöglich in Gesellschaft tun und musste sich dafür zurückziehen. Außerdem war es, wie bereits erwähnt, verboten, während der Stillzeit sexuellen Kontakt zu haben. Eine Mutter schloss sich folglich durch das Stillen aus dem sozialen Leben und dessen Vergnügungen aus, und riskierte zudem, dass ihr Ehemann außereheliche Liebesbeziehungen pflegte. Das Leben einer Frau höheren Ranges war mit den mütterlichen Pflichten nicht zu vereinbaren.

»Man muss sich […] fragen, was während zweier Jahrhunderte geschehen ist. Ein Verständnis der Kindheit hat es gewiss auch vor dieser Zeit nicht gegeben. Dennoch stillten fast alle Frauen ihre Kinder und behielten sie mindestens bis zu acht, zehn Jahre bei sich. Es ist merkwürdig, dass die Frauen gerade in dem Augenblick, als dieses Verständnis der Kindheit zu entstehen und sich zu entwickeln beginnt, sich von ihren mütterlichen Pflichten distanzieren. Ein Widerspruch steckt darin nur, wenn man die Frau im begrenzten Rahmen der Mutterschaft definiert. Nun war aber gerade das 17. und 18. Jahrhundert jene Zeit, in der die Frau, sofern sie die entsprechenden Mittel hatte, sich als Frau zu definieren versuchte. Dieses Vorhaben wurde dadurch erleichtert, dass die Gesellschaft dem Kind noch nicht jenen Platz einräumte, den es heute bekanntlich hat. Um sich als Frau definieren zu können, musste sie die beiden Funktionen vergessen, die früher die Frau vollständig definierten: die Funktionen der Ehefrau und Mutter, die ihr nur in Beziehung auf eine andere Person eine Daseinsberechtigung gaben.«[40]

Die Aufgabe der Mutterschaft brachte den Frauen in den Jahrhunderten davor weder Wertschätzung noch sonstige gesellschaftliche Beachtung; der Weg in eine verbesserte Lebenssituation schien nur über eine Ablehnung der mütterlichen Pflichten zu führen. Außerdem bot das Leben in den Städten, im Gegensatz zum ländlichen, eine Vielzahl von attraktiven Beschäftigungen, wie gesellschaftliche Anlässe oder auch für Frauen eine zunehmende Öffnung in die Welt des Wissens. Badinter selbst bezeichnet das Verhalten der damaligen Mütter als egoistisch, da deren Entscheidungen für ihre Kinder fatale Folgen hatten.

Das Abgeben des neugeborenen Kindes an eine Amme war, glaubt man Badinters düsteren Beschreibungen, nicht der einzige Schicksalsschlag, den ein Kind überstehen musste. In der Regel blieb es drei bis vier Jahre bei seiner Amme (falls es diese Zeit überhaupt überlebte) und musste danach zu seiner Ursprungsfamilie, das heißt zu völlig fremden Menschen, zurückkehren. Zu Hause war es zudem nicht der Fall, dass seine Mutter sich nun um ihr Kind gekümmert hätte. Diese Aufgabe übernahmen Hauslehrer und Gouvernanten. Mit acht oder zehn Jahren wurde das Kind erneut weggegeben, diesmal in ein Internat. Das Leben des Kindes in dieser Zeit war von ständigen Trennungen geprägt.[41]

Die hohe Säuglingssterblichkeit im 18. Jahrhundert machte viele Menschen nachdenklich und man begann an den herrschenden Methoden der Kinderaufzucht zu zweifeln. Man befürchtete einen weiteren Bevölkerungsrückgang und somit fehlende Einsatzkräfte für Wirtschaft und Militär. Das Kind erhielt einen, wenn auch vorerst nur kommerziellen, Wert. Väter, die es schafften, eine größere Anzahl Kinder aufzuziehen, wurden mit Steuererlass belohnt. Endlich erkannte man, dass diejenigen Kinder, die von ihren eigenen Müttern gestillt wurden, die besten Überlebenschancen hatten.[42]
Wie konnte man aber jetzt, in dem Augenblick, in dem die Frauen sich aus ihren »Verpflichtungen« zu befreien versuchten, die Mütter zum Stillen und eigenhändigen Betreuen ihrer Kinder motivieren? Badinter geht davon aus, dass viele Mütter sich nur dann zuverlässig um ihr Kind kümmern, wenn sie sich dazu verpflichtet fühlen. Sie würden nicht von sich aus, also nicht aus einem instinktiven mütterlichen Gefühl heraus, im Interesse des Kindes handeln. Vielmehr

würden sie sich ohne äußeren Druck oder Motivation vorrangig ihren eigenen Bedürfnissen widmen.

Mit Jean-Jacques Rousseau und seinem Roman »Emile« (1762) kam der entscheidende Wandel. Auf einmal wurde die Mutter zum Inbegriff von Selbstlosigkeit und Nächstenliebe, eine wahrhaft Heilige ohne persönliche Bedürfnisse. Mütter sollten ihre Kinder wieder selbst stillen und aufziehen, sonst galten sie als Rabenmütter. Nebenbei sei bemerkt, dass die fünf Kinder von Rousseau selbst alle von ihrer Mutter weggenommen und ins Findelhaus gegeben wurden. Rousseau befürchtete, seine Frau würde die Kinder »verderben«.[43] Und es war auch nicht so, dass Rousseau für eine liebevolle und aus heutiger Sicht kindgerechte Erziehung plädierte; vielmehr riet er dazu, Kinder schreien zu lassen und ihre Bedürfnisse konsequent zu ignorieren, um sie von Anfang an gefügig zu machen.[44]

Durch die Erkenntnis der entscheidenden Bedeutung von Stillen und mütterlicher Zuwendung gewann die Mutterschaft an sozialem Ansehen. Sie versprach auf einmal einen anderen, bisher kaum beachteten Aspekt: den des Glücks. Das Leben nach dem Tod respektive das Vermeiden und Ausmerzen aller Sünden verlor an Wert. Dafür gewann das Leben in der Gegenwart an Wichtigkeit. Und mit dem Glück rückte auch die Liebe ins Zentrum des Bewusstseins. Zunehmend mehr Ehen wurden durch freie Partnerwahl geschlossen, was zur Folge hatte, dass auch immer mehr Kinder aus Liebe gezeugt wurden. Auf einmal wurde Mutterschaft nicht mehr als Pflicht, sondern als »endlose Freude« betrachtet. Der Mutter wurde die Verantwortung über das Wohlergehen des Kindes übertragen, gleichzeitig versprach man ihr dadurch persönliche Erfüllung.[45]
Die Familie wurde Anfang des 19. Jahrhunderts zum Ort der Geborgenheit und Nestwärme. Gegenseitige Fürsorge und Liebe waren fortan wichtige Bestandteile der neuen Familienidylle. Hauptverantwortliche für dieses kollektive Glück war vorerst nur die Frau und Mutter. Zahlreiche Schriften, allesamt von Männern verfasst, schrieben der Frau vor, wie sie ihren Ehemann und ihre Kinder zu behandeln hatte. Mütter sollten ihre Kinder selbst stillen, »zurück

zur Natur« lautete das Motto. Die Wichtigkeit der Muttermilch für die kindliche Entwicklung und auch die Gesundheit der Mutter wurde zunehmend erkannt und propagiert.[46]

Die bürgerlichen Mütter setzten das Rousseausche Ideal in die Tat um und hielten sich streng an die neuen Vorgaben. All die Regeln, die eine Mutter zu befolgen hatte, von Diäten während der Schwangerschaft und Stillzeit bis hin zu täglichen kalten Bädern des Säuglings zwecks dessen Abhärtung, lassen eher an mühsame Verpflichtungen denn an »endlose Freude« denken.[47]

Schriften zeugen erstmals vom elterlichen Leid beim Verlust eines Kindes und von der ständigen Sorge um dessen Wohlergehen. Während Mütter in den Jahrhunderten davor kaum Zeit mit ihren Kindern verbracht hatten, drehte sich nun fast ihr ganzer Tag um das Kind und seine Pflege. Trennungen vom Nachwuchs wurden von diesen Müttern auf einmal als unerträglich empfunden, so dass die Kinder auch nicht mehr auf Internate geschickt wurden.[48] Es ist kaum möglich, ein einheitliches Bild der Zeitspanne zwischen dem 16. und 19. Jahrhundert und der damaligen Situation der mitteleuropäischen Bevölkerung in Bezug auf die Mutterrolle und Kinderbetreuung zu skizzieren, da es je nach Gesellschaftsschicht und Region enorme Unterschiede gab. Während in manchen Schweizer Berggebieten Kinder zwei Jahre gestillt wurden, nahmen viele niederbayerische Mütter ihre Kinder nie an die Brust.

Mit dem industriellen Zeitalter und der zunehmenden Armut in den wachsenden Städten wurde das Schicksal von Müttern und Kindern fast noch schlimmer: Schwangere Fabrikarbeiterinnen arbeiteten bis zur Geburt aus Angst, ihre Anstellung zu verlieren. Einige brachten ihre Kinder sogar inmitten der Maschinen zur Welt. Bereits wenige Tage danach mussten sie ihre neugeborenen Kinder von morgens bis spät abends allein zu Hause zurücklassen, oft ruhig gestellt mit Alkohol und Drogen. Während der langen Arbeitstage litten die stillenden Mütter unter Spannungen in den Brüsten und Milchstaus, ganz zu schweigen vom seelischen Leid der Trennung. Die größeren Kinder begleiteten ihre Mütter in die

Fabrik oder lungerten unbeaufsichtigt in den Straßen der Arbeiterquartiere herum.[49]

Badinter kommt aufgrund der Tatsache, dass in der Vergangenheit so viele Kinder weggegeben wurden und Mütter ihre Aufgabe auch heute noch in erster Linie als Belastung empfinden würden, zum Schluss, dass es keinen natürlichen Mutterinstinkt gebe und dass Mutterliebe, wenn diese zum Ausdruck gebracht wird, ein rein kulturelles Konstrukt sei.[50] Die Philosophin und Feministin konzentriert sich in ihrem Buch jedoch hauptsächlich auf die französische Gesellschaft des 17. und 18. Jahrhunderts, als ob diese sehr kurze Zeitspanne und die von ihr gewählte Kultur für alle Mütter aussagekräftig wären. Die Soziobiologin Blaffer Hrdy kommt aufgrund ihrer Forschung über die weibliche Evolution zur Erkenntnis, dass die Menschheit ohne mütterliche Fürsorge, die nicht zwingendermaßen nur von der Mutter ausgeübt werden muss, längst nicht mehr existieren würde. Im Gegensatz zu Badinter bezieht sie sich auf eine Zeitspanne, die 99 Prozent des menschlichen Daseins umfasst.[51] Ihre Darstellung ist wesentlich glaubwürdiger.
Ich habe mich in diesem Buch bewusst hauptsächlich mit der Mutter auseinandergesetzt, ohne jedoch den Vater, andere Bezugspersonen und natürlich das Wohl des Kindes aus dem Blickfeld zu verlieren. Die Bedürfnisse des Kindes müssen auf bestmögliche Weise erfüllt werden, damit es sich gut entwickeln und später als selbstbewusster, gefestigter und mitfühlender Erwachsener die Gesellschaft bereichern kann. Damit dies möglich ist, müssen jedoch in erster Linie die Mütter gestärkt werden. Ihnen kommt (neben dem Vater) die außerordentlich verantwortungsvolle Aufgabe zu, ein Kind ins Leben zu begleiten. Werden sie hauptsächlich mit Einschränkungen, Vorwürfen, Kritik, hohen Erwartungen und Belehrungen konfrontiert, sind sie nicht unbedingt motiviert, ihr Bestes zu geben. Vielmehr brauchen sie Verständnis, Wertschätzung, Unterstützung, Information und wenn nötig fachliche Begleitung, damit sie ihr Potential voll entfalten können.

Anhang

Kapitel 1 Die Basis für einen glücklichen Stillstart

1 Nekrotisierende Enterokolitis: Darmentzündung mit Absterben des Gewebes

2 1. »Heutzutage herrscht Stillzwang. Doch jede zweite Mutter hat damit Mühe – und deshalb ein schlechtes Gewissen. Doch wer seinem Kind nicht die Brust gibt, ist noch lange keine Rabenmutter.« (Palumbo, Daniela: »Der Kult um die Mutterbrust«, Beobachter, 26.09.2007) Genau dies würden Organisationen wie die WHO (World Health Organisation) oder UNICEF, die sich für das Stillen einsetzen, nichtstillenden Müttern unterschwellig vorwerfen. / 2. In der Schweizer Fernsehsendung Puls berichteten zwei Mütter davon, dass sie wegen Schwierigkeiten nicht stillen konnten und darunter litten, von ihrer Umwelt unter Druck gesetzt zu werden. Sogar die in der Sendung befragte Stillberaterin bejahte, dass es einen sogenannten Stillzwang gebe. (»Stillen oder nicht? Nicht um jeden Preis«, Puls, Schweizer Fernsehen, 14.06.2010) / 3. 2010 führte der Artikel »Gibt es einen Stillzwang?« auf einem Internet-Portal zu kontroversen Diskussionen. »Mütter, die nicht stillen wollen, gelten häufig als Rabenmütter. Von ihrem Umfeld werden sie als egoistisch und lieblos eingestuft. Obwohl die Frauen gute Gründe haben, sich gegen das Stillen zu entscheiden, fühlen sich viele durch abschätzige Blicke oder Kommentare anderer [stillender] Mütter unter Druck gesetzt«, stand da zu lesen. (»Gibt es einen Stillzwang?«, www.eltern.t-online.de/baby-gibt-es-einen-stillzwang-/id_19822812/index, 21.06.2012) / 4. Im selben Jahr erschien die deutsche Übersetzung des Buches »Le conflit: La femme et la mère« von Elisabeth Badinter. Die Autorin beklagt darin, dass heutige Mütter förmlich zum Stillen und allgemein zur Betreuung ihres Kindes gezwungen würden. Das Stillen betrachtet sie dabei ganz besonders als »mütterliches Joch« und schiebt einen großen Teil der Verantwortung der Stillorganisation La Leche League (LLL) zu. Als »radikal« wird die LLL auch in diversen Medienbeiträgen zu Unrecht bezeichnet. In diversen Artikeln fallen gar Begriffe wie »Stillayatollahs«, »Stillmafia« und »Stillnazis«. / 5. »Vor lauter Stillförderung geht die Mutter vergessen. Dieser Vorwurf kursiert seit einigen Jahren in den Medien und taucht in Gesprächen mit Müttern immer wieder auf. Betroffene beklagen, dass den Schweizer Geburtskliniken zu oft übermäßiger Druck ausgeübt werde, um die Frauen zum Stillen zu bewegen.« (Straumann, Felix: »Stillen wider Willen«, Tages-Anzeiger, 21.10.2011)

3 Straumann, Felix: »Stillen wider Willen«, Tages-Anzeiger, 21.10.2011

4 Ernährung mit Muttermilch

5 Schiefenhövel, 2009a

6 Der Gründer der Bindungstheorie, John Bowlby, erkannte in den 1950er Jahren, dass der Mensch ein biologisch angelegtes Bindungssystem besitzt. »Es wird aktiviert, sobald eine äußere oder innere Gefahr auftaucht. Kann diese Gefahr aus eigenem

Vermögen nicht behoben werden, wird das sogenannte ›Bindungsverhalten‹ ausgelöst. Ein kleines Kind wendet sich dann an die ihm vertraute Person, z.B. an seine Mutter oder an seinen Vater, zu der es eine ganz spezifische ›Bindung‹ aufbaut. In diese Bindungsbeziehung gehen seine Gefühle, Erwartungen und Verhaltensstrategien ein, die es aufgrund seiner Erfahrungen mit den wichtigsten Pflegepersonen [laut Bowlby war das die Mutter, modernere Forschung hat gezeigt, dass ein Kind sich auch an andere Menschen binden kann, d.V.] entwickelt hat. Das sogenannte Bindungsmuster, das sich in Anpassung an diese während des ersten Lebensjahres ausprägt, wandelt sich im Laufe der Zeit, bleibt aber in seinen Grundstrukturen in den meisten Fällen relativ konstant. Für das unselbständige menschliche Neugeborene und Kleinkind sind die Person, die Schutz und Fürsorge gewährt, und die Bindung an sie von lebenserhaltender Bedeutung.« (Brisch, 2009, S.11)

7 Blaffer Hrdy, 2010a, S.44

8 Blaffer Hrdy, 2010a, S.14/15

9 Menschenaffen sind: Orang-Utans, Gorillas und Schimpansen

10 Blaffer Hrdy, 2010b

11 Das Pleistozän begann vor 1,8 Millionen Jahren. Heute befinden wir uns im Zeitalter Holozän, das vor ca. 10'000 Jahren begann und in dem der Mensch sesshaft wurde. (Blaffer Hrdy, 2010a)

12 Blaffer Hrdy, 2010b, S. 26

13 Blaffer Hrdy, 2010a, S. 26–29

14 Die ursprüngliche Art der Kinderbetreuung resp. der Mutter-Kind-Bindung, das sogenannt evolutionäre Modell, hat sich über den Großteil der Menschheitsgeschichte bewährt. Heutige Störungen innerhalb der Kinderbetreuung sind hauptsächlich darauf zurückzuführen, dass dieses evolutionäre Modell in modernen Gesellschaften weitgehend ausgedient hat und durch weniger ideale und kindgerechte Methoden ersetzt wurde. Gegenwärtig ist dieser Trend wieder leicht rückläufig, so dass Kinder vermehrt gestillt, getragen und feinfühlig umsorgt werden.

15 Renggli, 1985, S. 58–61

16 Säugetierjunge, die in einem sicheren Versteck zurückgelassen werden, während die Mutter auf Nahrungssuche geht, sind sogenannte »Nesthocker«. Bei den »Nestflüchtern« bleiben die Jungtiere andauernd bei der Mutter und können von Anfang an sehen und laufen. Der Mensch (und die anderen Primaten) gehört zu der Gattung »Tragling«, d.h. eigentlich ist er ein Nesthocker, sein Nest ist jedoch die Mutter, die ihn mit sich trägt.

17 Dettwyler, Katherine: »How often do other species nurse?«, 1995

18 Dettwyler, Katherine: »A Time to Wean – The Hominid Blueprint for Natural Age of Weaning«, in: Stuart-Macadam, P. & Dettwyler, K.,1995

19 Blaffer Hrdy, 2010a, S.130

20 Volles Stillen im ersten Lebenshalbjahr des Kindes verhindert einen erneuten Eisprung, sofern tagsüber mindestens alle vier und nachts alle sechs Stunden gestillt, auf jegliches Zufüttern und einen Schnuller verzichtet wird. Diese sogenannte Laktations-Amenorrhöe-Methode (LAM) ist jedoch nicht zu 100 Prozent zuverlässig. Erstens stillen die meisten Mütter heutzutage vor allem nachts nicht häufig genug, zweitens wird vermutet, dass der Einfluss des künstlichen Lichtes auf den weiblichen Zyklus und die Hormone diese natürliche Verhütungsmethode beeinträchtigen können.

21 Blaffer Hrdy, 2010a, S. 222–227

22 Eibl-Eibesfeld, 1998

23 Grossmann & Grossmann, 2004, S. 114f.

24 Natürlich bemühen sich auch der Vater oder andere Bezugspersonen um das Erfüllen der kindlichen Bedürfnisse. In der Regel ist aber die Mutter die erste Bezugsperson.
25 Sears, 1998
26 Blaffer Hrdy, 2010b, S.169/170
27 1. Keller, 2011 / 2. Herbst Theresia: Bindung und Bildung. Psychologie in Österreich, 2012.Vol.32, Heft 5 (www.sicherebidung.at)
28 Mehr zu den Stillhormonen und ihrer Auswirkung auf die Mutter im Kapitel 7.2.
29 Deissmann, Sandra: »Durch die Nase lieben lernen«, Laktation & Stillen, 4/2012, S. 142f.
30 1. Gerhardt, 2006 / 2. Ekmekcioglu & Ericson, 2011
31 Grossmann & Grossmann, 2004, S. 130
32 Brisch, 2009
33 Renggli, 2001. S.25–26. Je nach Kultur und geschichtlicher Epoche erfolgte diese Trennung früher oder später, mehr oder weniger radikal.
34 Klaus & Kennell, 1983
35 Säugetiere haben ganz unterschiedliche soziale Systeme. Sogar bei Eingrenzung auf die Primaten finden sich große Unterschiede im Sexual- und Reproduktionsverhalten. Das Brutpflegverhalten von Mensch und Menschenaffen ist aber sehr ähnlich, woraus geschlossen werden kann, dass sich dieses Modell evolutionär bewährt hat und deshalb keine Alternativen gewählt wurden. (Schiefenhövel, 2009a)
36 Todt Dietmar: »Beziehungsentwicklung im Rahmen der Mutter-Kind-Dyade bei nicht-menschlichen Primaten«, in Ahnert, 2008, S. 127f.
37 Brisch, 2009
38 Wissenswerte Infos zum Thema »Sichere Bindung« auf www.sicherebindung.at
39 Moore E.R. et al.: Early skin-to-skin contact for mothers and their healthy newborn infants. Cochrane Database Syst Rec, 2012, May, 16, 5, CD003519
40 Die Forschung der frühen Mutter-Kind-Bindung konzentriert sich vor allem auf das kindliche und weniger auf das mütterliche Erleben und Empfinden. Die Auswirkungen einer frühen Trennung auf den Vater wurden noch weitgehend vernachlässigt.
41 Klaus & Kennell, 1983, S.227
42 Righard, L. & Alade, M.: Effects of delivery room routines on success of first breast-feed. Lancet 1990; 336:1105–07
43 Stacherl, 1997, S.90
44 Klaus & Kennell, 1983
45 Auf die unterschiedlichen Einflussfaktoren, die mütterlichen Qualitäten unterstützen, wird in der Folge noch eingegangen.
46 Brisch, 2009
47 Klaus & Kennell, 1983
48 Blaffer Hrdy, 2010a, S. 126
49 Erfahrungsbericht aus der eigenen Beratungstätigkeit
50 Blaffer Hrdy, 2010b, S. 6

1 Dazu mehr im Kapitel 9

2 Tönz in Siebert et al., 1997, S. 101f.

3 Das Buch der Ärztin, die keine Ausbildung in Pädiatrie abgeschlossen hatte, wurde jeder Mutter, die einen der weitverbreiteten Mütterschulungskurse der Nationalsozialisten besuchte, abgegeben und stand in fast jedem deutschen Haushalt. Nach dem Krieg erschien das Buch weiterhin unter dem Titel »Die Mutter und ihr erstes Kind« und wurde bis 1987 über eine Million Mal verkauft.

4 Chamberlain, 2003

5 Biancuzzo, 2005, S. 21f.

6 Hellbrügge, in Brisch & Hellbrügge, 2008, S. 12f.

7 Streiter, in Groiss et al., 2010, S. 108f.

8 Dies belegen persönliche Gespräche mit Schweizer Frauen, die in den 1950er, 1960er und 1970er Jahren Kinder bekamen.

9 IBCLC = International Board of Lactation Consultant Examiners

10 http://assets.unicef.ch/downloads/Fsheet_BFHI_de, Okt.2012

11 http://assets.unicef.ch/downloads/FSheet_BFHI-de, »Baby-Friendly Hospital Initiative«

12 www.who.int/topics/breastfeeding/en/ Nov. 2012

13 1. Dratva, Julia: Säuglingsernährung in der Schweiz. Ergebnisse der nationalen Studie zu Säuglingsernährung – 2003, Basel 2004 / 2. Merten, Sonja; Dratva, Julia et al.: Do Baby-Friendly Hospitals Influence Breastfeeding Duration on a National Level? Pediatrics 2005, 116/702–708

14 Erfahrungsbericht aus eigener Beratungstätigkeit

15 Streiter, in Groiss et al., 2010. S.1 105

16 Die Geburtenrate liegt in der Schweiz bei 1,5 Kindern pro Frau, in Deutschland und Österreich sind die Zahlen etwas tiefer (www.bfs.admin.ch, Okt. 2012).

17 Meine persönliche Erfahrung zeigt, dass es vielen Müttern so geht.

18 Erfahrungsbericht aus eigener Beratungstätigkeit

19 www.eltern.de: »Trendcheck Stillzwang: Gerücht oder Realität?«, Juni 2010

20 www.bfr.bund.de, »Frauenmilch: Dioxingehalt sinkt kontinuierlich«, Information Nr. 011/2011 des Bundesinstituts für Risikobewertung, 23.03.2011

Kapitel 3 Stillprobleme

1 Schiefenhövel, 2009b. Da der westliche Einfluss und in diesem Fall die Vermarktung künstlicher Säuglingsmilch auch vor Papua-Neuguinea nicht haltgemacht hat, verhindern politische Regelungen ein frühes Abstillen. Einerseits ist künstliche Milch rezeptpflichtig, andererseits ist das Thema »Stillen und seine Vorteile« fester Bestandteil des Schulunterrichts.

2 Dies gilt bedauerlicherweise auch für Entwicklungsländer, wo die Vermarktung von künstlicher Säuglingsmilch aufgrund des mangelnden Zugangs zu sauberem Trinkwasser fatale Folgen hat(te); unzählige Babys sterben heute noch deswegen. Die schützende Stilltradition ging vielerorts verloren, so dass Mütter wieder darin angeleitet werden müssen.

3 Bauer, 2006, S. 23
4 Bauer, 2006, S. 57
5 Siegel, 2010
6 Tatsächlich widerstrebt es einem Großteil der westlichen Mütter, in der Öffentlichkeit zu stillen. Dies ergab eine internationale Umfrage der Firma Lansinoh (http://lansinoh.de/lansinoh-stillumfrage-2012, Okt. 2012). Wenn jedoch nur zu Hause gestillt werden kann (mangels fehlender, geschützter Räumlichkeiten), führt dies zu sozialer Isolation, was ein (frühes) Abstillen begünstigt.
7 Blaffer Hrdy, 2010a, S. 609/610
8 Siegel, 2010
9 Bericht aus eigener Beratungstätigkeit
10 Biancuzzo, 2005, S. 42
11 Biancuzzo, 2005, S. 42
12 Guoth-Gumberger, 2011
13 1. Renz-Polster, 2010, S. 168 / 2. Largo, 2007, S. 258
14 Notburga Fischer führt seit 1989 in Bern eine Praxis für Integratives Coaching, Paar- und Sexualtherapie. Mit ihrem Mann Robert Fischer hat sie zwei Töchter. Zusammen leiten sie seit 1989 Frauen-, Männer- und Beziehungsseminare in Westeuropa, Russland und den USA. Notburga Fischer unterrichtet am IBP-Institut unter anderem die Fortbildung Sexualtherapie und -beratung für Therapeuten und Berater. Siehe: www.mann-frau.com.
15 Ekmekcioglu & Ericson, 2011
16 »Mein Busen gehört mir«, Erfahrungsbericht auf www.eltern.de, zuletzt besucht am 4.10.2012
17 Bericht aus eigener Beratungstätigkeit
18 www.stillkinder.de/who_kurven.html, Nov. 2012
19 Lüpold, 2009
20 Eugster, Gaby: »Chancen und Gefahren des (Langzeit-)Stillens für die Mutter – Nährstoffmängel sind bei uns auch für langzeitstillende Frauen kaum ein Thema«, Laktation & Stillen, 4/2012, S. 136f.
21 Hormann, Elizabeth: »Was, du stillst noch?« (Vortrag), Berlin 1997

Kapitel 4 Äußere Einflüsse auf stillende Mütter

1 Biancuzzo, 2005, S. 66f.
2 1. Eugster, Gaby: »Der Bifidusfaktor«, Laktation & Stillen, 1/09 / 2. Gebhardt, Ulrike: »Mamas süßes Geheimnis«, FAZ, 09.05.2011
3 Laktation & Stillen, 1/07 und 2/07, »101 Gründe für das Stillen«, Übersetzung von Denise Both des gleichnamigen englischen Artikels von Leslie Burby
4 Eidelman Arthur I. et al.: Breastfeeding and the Use of Human Milk, Pediatrics, Vol. 123, Nr. 3, März 2012
5 Börger, Christiane: »Zum Glück gibt's Fläschchen«, Eltern, 6/2007, Interview mit Dr. Michael Abou-Dakn, S. 42/43
6 Hier wird die weibliche Form verwendet, obschon es natürlich auch männliche Berater gibt.
7 Mohrbacher & Stock, 2002, S. 29
8 Bericht aus eigener Beratungstätigkeit

9 Der Begriff »Allomutter« bezeichnet ein Individuum, das Verhaltensweisen der elterlichen Brutfürsorge gegenüber nicht leiblichen Jungtieren oder Kindern zeigt. Dabei können sowohl Weibchen/Frauen als auch Männchen/Männer jeden Alters als Allomutter agieren.

10 Die Laktation brachte eine intensivere und länger andauernde Nähe zwischen Mutter und Kind mit sich, was sich auf die sozialen Bindungen und das Entstehen neuer Gehirnabschnitte ganz wesentlich auswirkte. Die Zunahme an Intelligenz und die Fähigkeit zur Empathie sind gerade für den Menschen von besonderem Interesse. (Blaffer Hrdy, 2010b)

11 Blaffer Hrdy, 2010b, S. 100f.

12 Todt, in Ahnert, 2008, »Betreuungsvielfalt und Strategien der Beziehungsregulation bei nicht-menschlichen Primaten«, S. 213ff.

13 Blaffer Hrdy, 2010b

14 Fontanel & d'Harcourt, 2008

15 Blaffer Hrdy, 2010a, S. 177

16 1. www.info-depressionen.de/depressionsarten/erschoepfungs-depression.htm, zuletzt besucht am 03.12.2012 / 2. Merz, Markus: »Die Erschöpfungsdepression bei der Mutter von Kleinkindern«, Download auf www.wachsende-intimität-ch, zuletzt besucht am 03.12.2012

17 Blaffer Hrdy, 2010b

18 Bericht aus eigener Beratungstätigkeit

19 Eugster, Gaby: »Allergieprävention im Umbruch«, Laktation & Stillen, 4/2009

20 Bumgarner, 2005

21 American Academy of Pediatrics, Section on Breastfeeding: Breastfeeding and the Use of Human Milk. Pediatrics 2005; 115: 496–506

22 Oddy, W.H. et al.: The Long-Term Effects of Breastfeeding on Child and Adolescent Mental Health, The Journal of Pediatrics 2010;156:568–74

23 Bericht aus eigener Beratungstätigkeit

24 Blaffer Hrdy, 2010a, S. 153f.

25 Ritsch, Nicole: »Was, du stillst noch?« Laktation & Stillen, 1/2010

26 Hormann, Elizabeth: »Was, du stillst noch?« (Vortrag), Berlin 1997

27 Renz-Polster, Herbert: »Langzeitstillen: Wo ist das Problem?«, 2009, www.kinderverstehen.de, Okt. 2012

28 Bericht aus eigener Beratungstätigkeit

29 Bericht aus eigener Beratungstätigkeit

30 Bericht aus eigener Beratungstätigkeit

31 Time Magazine: »Are you mom enough?«, 21.05.2012

32 1. www.focus.de: »Stillen bis zur Schulzeit?«, Mai 2012 / 2. Lüpold, Sibylle: »Ich stille mein Kind noch – bin ich pervers?« Mamablog auf www.bernerzeitung.ch, 06.07.2012

33 WDR, »Menschen hautnah – Stillen bis der Schulbus kommt«, 30.06.2011

34 »Dürfen kleine Mädchen ihre Puppe stillen?«, Die Welt, 05.08.2011

35 Schweizer Radio DRS2, Kontext vom 16.04.2012: »Erst das Baby, dann die Krise«, Interview mit Wolfgang Schmidbauer (Psychoanalytiker, Paartherapeut und Autor von »Partnerschaft und Babykrise«)

36 Bericht aus eigener Beratungstätigkeit

37 Bericht aus eigener Beratungstätigkeit

38 Bericht aus eigener Beratungstätigkeit

39 Die australische Sterbebegleiterin Bonnie Ware zeigt in ihrem Buch »The Top five regrets of the dying« (Hay House 2011) auf, dass fast alle todkranken Menschen

bereuen, zu viel gearbeitet und zu wenig Zeit mit Familie und Freunden verbracht zu haben
40 Erfahrungsberichte aus eigener Beratungstätigkeit
41 Tönz, Otmar: »Stirbt die Schweiz aus?« Demographische Fakten und Perspektiven zur heutigen Reproduktionssituation in Europa. Gynäkologisch-Geburtshilfliche Rundschau 2005; 45: 93–106
42 Kuster, Jeannette: »Kinder verboten«, www.bernerzeitung.ch, Mamablog vom 11.3.2012
43 Lehm Brigitta: »Berufstätigkeit tut jungen Müttern gut«, www.welt.de/wissenschaft/article1295061, 24.10.2007
44 Bericht aus eigener Beratungstätigkeit
45 Renggli, 1985, S. 65f.
46 Bundesamt für Gesundheit (BAG): »Schwangerschaft, Mutterschaft, Erwerbstätigkeit und Gesundheit«, Staehelin, Katharina; Coda, Paola & Zemp, Elisabeth, Bern 2004
47 Pryor & Huggins, 2008

Kapitel 5 Innere Einflüsse auf die stillende Mutter

1 Schultz, Undine: »Welche Mütter stillen nach der Empfehlung der WHO und UNICEF sechs Monate ausschließlich?«, Laktation & Stillen, 3/2011
2 Siegel, 2010
3 Haarmann, 2008
4 Giovanna Caflisch Allemann ist dreifache Mutter und zweifache Großmutter. Sie ist Pflegefachfrau und Hebamme, hat Ausbildungen in Atemtherapie, Kinästhetik für Babys, Emotionelle Erste Hilfe und Babytherapie absolviert. Heute führt sie eine eigene Praxis in Bern.
5 Bericht aus eigener Beratungstätigkeit
6 Bericht aus eigener Beratungstätigkeit
7 Biancuzzo, 2005
8 Blaffer Hrdy, 2010a
9 Sears, 2005, S. 31
10 REM = Rapid Eye Movement, REM-Phase = oberflächliche, aktive Schlafphase, in der geträumt wird
11 Sears, 2005, S. 18f.
12 Das ist eine persönliche Schlussfolgerung.
13 Blaffer Hrdy, 2010a
14 Pilyoung, Kim; Feldman, Ruth et al.: Breastfeeding, brain activation to own infant cry, and maternal sensivity, The Journal of Child Psychology and Psychiatry 1–9:2011
15 Blaffer Hrdy, 2010b
16 Blaffer Hrdy, 2010a, S. 363
17 Blaffer Hrdy, 2010a, S. 364
18 Blaffer Hrdy, 2010a, S. 362
19 Blaffer Hrdy, 2010a, S. 435
20 Blaffer Hrdy, 2010a, S. 435

Kapitel 6 Die Rolle der Väter

1 Schultz, Undine: »Welche Mütter stillen nach der Empfehlung der WHO und UNICEF sechs Monate ausschließlich?«, Laktation & Stillen, 3/2011 / 2. Biancuzzo, 2005, S 37
2 Wer sich für diesbezügliche Forschungsergebnisse interessiert, findet im Beitrag »Geburtshilfe und Väter: Ein Überblick über den Stand der Forschung« von Adrienne Burgess und Duncan Fisher eine sehr gute Zusammenfassung neuerer Studien (S.31–33). In Schäfer, Abou-Dakn & Wöckel, 2008
3 An solchen Geburtsvorbereitungskursen wird das Thema Stillen jedoch oft nur am Rande angesprochen.
4 1. Schäfer, Abou-Dakn & Wöckel, 2008 / 2. Caspers, Kirsten: »Moderne Väter füttern nicht – vom Stillhindernis zum aktiven Vater«, Stillzeit, die Fachzeitschrift der AFS, 3/2006, S. 13–15
5 Blaffer Hrdy, 2010a, S. 253
6 Bericht eines Vaters im Rahmen meiner Recherchen
7 Bericht eines Vaters im Rahmen meiner Recherchen
8 Focus Magazin, Nr. 22/2012: »An der Nabelschnur durchs Leben gezogen – ängstlich und unsicher«, Interview mit Jesper Juul
9 Die Definition von »länger« ist individuell.
10 Bericht aus eigener Beratungstätigkeit
11 1. Abou-Dakn, Michael: »Väter rund um die Geburt«, Vortrag an der Herbstfachtagung der LLL Schweiz, 2008 / 2. Schiefenhövel, 2009
12 Bericht eines Vaters im Rahmen meiner Recherchen
13 1. Siegel, 2010 / 2. Brisch, 2009
14 Schäfer, Abou-Dakn & Wöckel, 2008
15 Bericht eines Vaters im Rahmen meiner Recherchen
16 Bericht eines Vaters im Rahmen meiner Recherchen
17 Bericht aus eigener Beratungstätigkeit

Kapitel 7 Hilfreiche Überlegungen pro und contra Stillen

1 Dratva, Julia: Säuglingsernährung in der Schweiz. Ergebnisse der nationalen Studie zu Säuglingsernährung – 2003, Basel 2004
2 Bericht aus eigener Beratungstätigkeit
3 1. Rogan, W. & Gladen, B.: Breast–feeding and cognitive development. Early Human Dev. 1993;31:181–93 / 2. Biancuzzo, 2005, S. 3/223/276
4 Geoff Der et al.: Effect of Breastfeeding on Intelligence in Children. Britsh Medical Journal 2006, 333: 945–949
5 Biancuzzo, 2005, S. 276
6 Chua S. et al.: Influence of breastfeeding and nipple stimulation on postpartum uterine activity. Br J Ob Gyn 1994; 101:804–805
7 1. Zeng T. et al.: Long-term Breastfeeding Lowers Mother's Breast Cancer Risk, Am J Epidemiol 2001; 152:1129ff / 2. Millikan R. et al.: Lactation and Breast Cancer Risk. International Journal of Epidemiology 1999; 28:396ff.
8 Gates M.A. et al.: Risk Factors for Epithelial Ovarian Cancer by Histologic Sub-

type. Am J Epidemiol. 2010;171(1):45–53. Epub 2009
9 Schnatz P.F. et al.: Assessment of Postmenopausal Women and Significant Risk Factors for Osteoporosis. Obstet Gynecol Surv. 2010; 65(9):591–6
10 Schwarz E.B. et al.: Duration of Lactation and Risk Factors for Maternal Cardiovascular Disease. Obstet Gynecol 2009; 113:974ff.
11 www.psychologie.uzh.ch/fachrichtung, 2002–2004, »Stressprotektive Mechanismen partnerschaftlicher Interaktion«
12 Blaffer Hrdy, 2010a, S. 163f.
13 Quillin S.I. & Glenn L.L., 2004, Interaction Between Feeding Method and Co-Sleeping on Maternal-Newborn Sleep. Journal of Obstetric, Gynecologic an Neonatal Nursing, 580–588
14 1. Herz, E. et al.: Nicht-psychotische postpartale Depression. Geburtshilfe und Frauenheilkunde 1997; 57: 282–288 / 2. Lane, A. et al.: Postnatal depression and elation among mothers and their partners: prevalence and predictors. British Journal of Psychiatry, 1997; 171: 550–555
15 Bericht aus eigener Beratungstätigkeit
16 Schiefenhövel, in Brisch & Hellbrügge, 2007, S. 100f.
17 1. Biancuzzo, 2005, S. 41 / 2. Fußnote 14, Kapitel 7
18 www.postnatale-depression.ch
19 Vortrag von Kathleen Kendall-Tacket am Stillkongress in Basel 2010, »Nächtliches Stillen und postpartale Depression«
20 Schiefenhövel, 2009b
21 »Stillende Mütter brauchen sich nicht zu sorgen: Das Stillen fördert nicht die Entwicklung von Hängebrüsten.«, Laktation & Stillen 4/2007, S. 159
22 Both & Frischknecht, 2007, S. 6
23 Both & Frischknecht, 2007, S. 28
24 Stuart-Macadam & Dettwyler, 1995

Kapitel 8 Selbstbewusste Mütter

1 Schultz, Undine: »Welche Mütter stillen nach der Empfehlung der WHO und UNICEF sechs Monate ausschließlich?«, Laktation & Stillen, 3/2011
2 1. Grossmann & Grossmann, 2004 / 2. Posth, 2007
3 Stern & Bruschweiler-Stern, 2002
4 1. Gerhardt, 2006 / 2. Grossmann & Grossmann, 2004
5 Ähnlich wie die DVD von Oehling, Lydia: »Nähe zulassen«, Dokumentarfilm, 2006
6 Eine Doula (altgriechisch: Sklavin, sinngemäß »Dienerin der Frau«) ist selbst Mutter und eine ausgebildete Betreuerin, die einer anderen Mutter vor, während und nach der Geburt unterstützend zur Seite steht.
7 In der Schweiz gibt es seit März 2012 die Gratis-App »mamamap«, um rasch eine passende Stillmöglichkeit in der Nähe zu ermitteln (www.mamamap.ch).
8 Buchtipp: Pyor, Gale & Huggins, Kathleen: »Stillen, Job und Family«, La Leche League Schweiz 2008
9 Siehe www.sicherebindung.at unter »Fremdbetreuung«
10 Medienberichte wie »Das bequeme Leben« (Schmid, Birgit, Das Magazin, 06/2011) oder »Dr. am Herd« (Bütler, Monika, Das Magazin, 11/2011) werfen Müttern vor, sie würden aus lauter Bequemlichkeit zu Hause bleiben und ihre Kinder

selbst betreuen. Dabei würden sie ihre Verantwortung, dem Staat als wertvolle Arbeitskräfte zur Verfügung zu stehen, nicht wahrnehmen. In Anbetracht der Tatsache, dass Mütter sieben mal 24 Stunden die zukünftigen Arbeitskräfte betreuen und bestmöglich fördern, sind solche Unterstellungen fehl am Platz.
11 Badinter, 2010, S. 98–99 (EU Project on Promotion of Breastfeeding in Europe. Protection, Promotion and Support of Breastfeeding in Europe: Current Situation, European Commission, Directorate for Public Health, Luxembourg 2003, www.infoallaitement.org/europe.html)
12 Siebert et al.1997, S. 12–15
13 Badinter, 2012, S. 99–100
14 Wagner, Norbert: »Familienpolitik und Kinderbetreuung – Frankreich Klassenbester?«, Konrad-Adenauer-Stiftung, Paris 2004
15 »Kinderparadies Frankreich« Handelsblatt, 03.03.2007
16 Die restlichen 10 Prozent sind unbestimmt.
17 Wagner, Norbert: »Familienpolitik und Kinderbetreuung – Frankreich Klassenbester?«, Konrad-Adenauer-Stiftung, Paris 2004
18 Wagner, Norbert: »Familienpolitik und Kinderbetreuung – Frankreich Klassenbester?«, Konrad-Adenauer-Stiftung, Paris 2004
19 Wagner, Norbert: »Familienpolitik und Kinderbetreuung – Frankreich Klassenbester?«, Konrad-Adenauer-Stiftung, Paris 2004, S.51
20 Badinter, 2010, S. 142
21 Badinter, 2010, S. 110–111
22 Badinter, 2010, S. 106
23 In der Schweiz sind es 1,5 Kinder pro Frau, in Deutschland 1,3 und in Österreich 1,4.
24 Wagner, Norbert: »Familienpolitik und Kinderbetreuung – Frankreich Klassenbester?«, Konrad-Adenauer-Stiftung, Paris 2004
25 Hesse, Geneviève: »Ich bin doch keine Milchkuh!«, emotion, Oktober 2011, S. 51
26 Lüpold, Sibylle: »Morgenrot am Mutterhimmel«, www.bernerzeitung.ch, Mamablog vom 03.12.2010
27 1. Brisch, 2009 / 2. Posth, 2010

Kapitel 9 Mutterschaft und Stillen aus historischer Sicht

1 Tönz, in Scheerbaum et al., 2003
2 Zum Beispiel die »Ur-Venus« von Tell-Halaf, Nordsyrien, 6400–5800 v. Chr.
3 Groiss, Streiter, Vielhaber & Weber, 2010
4 1. Scheerbaum et al., 2003 / 2. Tönz, in Siebert et al., 1997, S. 95f./ 3. Renggli, 2001
5 1. Tönz, in Scheerbaum et al., 2003 / 2. Henzinger, 1999, S. 64
6 Blaffer Hrdy, 2010a
7 1. Renggli, 1985, S. 60/ 2. Renz-Polster, 2010, S. 154f.
8 1. Renggli, 2001 / 2. Henzinger, 1999
9 Reine Kuhmilch eignet sich nicht als Muttermilchersatz, da sie der Menschenmilch in der Zusammensetzung zu wenig entspricht.
10 Henzinger, 1999, S. 61f.
11 Blaffer Hrdy, 2010b
12 Tönz, in Scheerbaum et al., 2003

13 Tönz, in Scheerbaum et al., 2003
14 Blaffer Hrdy, 2010a, S. 349
15 Auch in anderen Religionen und Völkern war/ist der sexuelle Kontakt in der Stillzeit verboten, was in erster Linie zum Ziel hat, eine rasche weitere Schwangerschaft zu verhindern.
16 Blaffer Hrdy, 2010a
17 www.badische-zeitung.de: »Die Amme kehrt zurück«, 05.05.2012
18 Blaffer Hrdy, 2010a, S. 349f.
19 Blaffer Hrdy, 2010a, S. 354f.
20 Blaffer Hrdy, 2010a
21 Blaffer Hrdy, 2010a, S. 220f. und 367f. / Blankenagel, Jens: »Mütter töten ihre Kinder häufiger als Väter«, Berliner Zeitung, 08.05.2007
22 Blaffer Hrdy, 2010a, S. 216
23 Die sogenannt sexuelle Selektion (Blaffer Hrdy, 2010a, S. 56f.)
24 1. Tönz, in Scheerbaum et al., 2003 / 2. Henzinger, 1999, S. 45f.
25 1. Sigler & Töllner, in Siebert et al., 1997, S. 65f. / 2. Groiss; Streiter; Vielhaber & Weber, 2010
26 Sigler & Töllner, in Siebert et al., 1997, S. 68
27 1. Groiss; Streiter; Vielhaber & Weber, 2010 / 2. Renggli, 1992, S. 163
28 Tönz, in Siebert et al., 1997, S. 95
29 Ebd., S. 98
30 Groiss; Streiter; Vielhaber & Weber, 2010, S. 56f.
31 Renggli, 1992
32 Renggli, 1992, S. 156f.
33 Frenken, 2011
34 Henzinger, 1999
35 Badinter, 1985
36 Die Interpretation von Badinter ist sehr düster. Man kann davon ausgehen, dass zumindest im deutschsprachigen Raum Kinder nicht so früh von ihren Müttern getrennt und länger gestillt wurden. (Chamberlain, 2003, S. 116)
37 Badinter, 1985, S. 48
38 Badinter, 1985, S. 61
39 Badinter, 1985, S. 63
40 Badinter, 1985, S. 74
41 Badinter, 1985
42 Badinter, 1985
43 Blaffer Hrdy, 2010a, S. 361
44 Renggli, 1992, S. 196f.
45 Badinter, 1985
46 Tönz, in Siebert et al., 1997, S. 100
47 Badinter, 1985
48 Tönz, in Siebert et al., 1997, S. 101
49 Staas, Christian: »Im Schatten der Schlote«, GeoEpoche, 30/2008, S. 72–85
50 Siehe Kapitel 5.5.
51 Siehe Kapitel 1.1.

Dank

Ein Buch entsteht nicht im Alleingang, und so möchte ich den vielen Menschen danken, die dazu beigetragen haben, dass es »zur Welt kommen« konnte. An erster Stelle seien hier die vielen Mütter und die wenigen Väter erwähnt, die mich an ihren Erfahrungen teilhaben ließen. Ihre schönen, berührenden oder auch traurigen Geschichten halfen mir, dieses Buch lebendig zu gestalten. Gerade die Begegnungen mit Müttern, die Stillen als schwierig empfunden und darunter gelitten haben, forderten mich heraus, meine eigene Arbeit und Haltung zu hinterfragen. Umgekehrt war für diese Mütter die Auseinandersetzung mit mir und meinem Buch vermutlich schmerzlich. Ihnen danke ich besonders für ihre Offenheit und ihren Mut. Namentlich erwähnen möchte ich hier einzig Csilla Ott: Tausend Dank, ich habe so viel von dir lernen können!

Silvia Marwik und Joëlle Schanz-de-Werra danke ich von Herzen dafür, dass sie mich darin unterstützt haben, Stillberaterin zu werden. Silvia und Jacqueline Bäumler haben die erste Fassung meines Manuskriptes gelesen und mich zum Weitermachen motiviert. Biggi Welter und Dr. med. Birgit Streiter haben mein Manuskript in der Endphase gelesen und inhaltlich überprüft. Einzelne Kapitel beurteilt haben Mag. Theresia Herbst, Dr. med. Ute Taschner und Prof. Dr. Otmar Tönz. Ihnen allen gebührt mein herzlichster Dank. Bedanken möchte ich mich auch bei Notburga Fischer, Giovanna Caflisch Allemann, Dr. Christine Aeschlimann, Geneviève Hesse, Prof. Dr. med. Michael Abou-Dakn, Dorothea Polster und Dr. med. Herbert Renz-Polster für den bereichernden Austausch und ihre fachliche Unterstützung.

Die größte Geburtshilfe übernimmt jedoch der Buchverlag, ohne den ein Buch nicht geboren werden kann. So danke ich ganz herzlich Anne Rüffer vom Verlag rüffer&rub für die tolle Zusammenarbeit und dafür, dass sie von Anfang an an dieses Projekt geglaubt hat. Meiner Lektorin Andrea Keller danke ich für ihr kritisches Mitdenken.

Meinen Eltern Marianne und Peter Lüpold danke ich, dass sie meine Liebe zu Büchern und meinen Wunsch, die tieferliegenden Zusammenhänge zu verstehen, schon früh geweckt haben. All die lieben Menschen, die mich in dieser ganzen Zeit auf irgendeine Weise begleitet und an mich geglaubt haben, möchte ich hier keineswegs vergessen: Rosemarie, Karin und Roland Ackermann, Deborah Azer, Jacqueline Bäumler, Catherine Eugster, Benita Gast, Hermine Gollob, Theresia Herbst, Patricia und Martin Peña, Carola Profe-Bracht und Andrea Tassone. Ein großer Dank geht an Lina und Manuel Liesch, die unseren kleinsten Wildfang liebevoll gehütet haben, während ich Stunden am PC verbrachte. Vor allem aber möchte ich meinem Mann Daniel Ackermann und unseren drei Söhnen von tiefstem Herzen danken, dass sie so geduldig und rücksichtsvoll waren und mich immer motiviert haben.

Literaturverzeichnis

1. Ahnert, Liselotte et al.: Frühe Bindung, Reinhardt Verlag München 2008
2. Badinter, Elisabeth: Die Mutterliebe, Deutscher Taschenbuch Verlag München 1985
3. Badinter, Elisabeth: Der Konflikt: Die Frau und die Mutter, C.H. Beck Verlag München 2010
4. Bauer, Joachim: Warum ich fühle, was du fühlst, Heyne 2006
5. Biancuzzo, Marie: Stillberatung, Urban & Fischer Verlag München 2005
6. Blaffer Hrdy, Sarah: Mutter Natur, Berlin Verlag Berlin 2010a, Originaltitel: Mother Nature, Pantheon Books New York 1999
7. Blaffer Hrdy, Sarah: Mütter und andere, Berlin Verlag Berlin 2010b
8. Both, Denise; Frischknecht, Kerri: Stillen kompakt, Elsevier Verlag München 2007
9. Brisch, Karl Heinz; Hellbrügge, Theodor: Der Säugling – Bindung, Neurobiologie und Gene, Klett-Cotta Verlag Stuttgart 2008
10. Brisch, Karl Heinz: Bindungsstörungen, Klett-Cotta Verlag Stuttgart 2009
11. Brisch, Karl Heinz; Hellbrügge, Theodor: Die Anfänge der Eltern-Kind-Bindung, Klett-Cotta Stuttgart 2007. Ausgewähltes Kapitel: Schiefenhövel, Wulf: »Bedding-in« als Prophylaxe gegen Baby-Blues?
12. Bumgarner, Norma Jane: Wir stillen noch, La Leche League Deutschland 2005
13. Chamberlain, Sigrid: Adolf Hitler, die deutsche Mutter und ihr erstes Kind, Psychosozial Verlag Giessen 2003
14. Eibl-Eibesfeld, I.: Liebe und Hass. Zur Naturgeschichte elementarer Verhaltensweisen, Piper Verlag München 1998

15. Ekmekcioglu, Cem; Ericson, Anita: Der unberührte Mensch, edition a Wien 2011
16. Fontanel, Béatrice; d'Harcourt Claire: Babys in den Kulturen der Welt, Gerstenberg Verlag Hildesheim 2008
17. Frenken, Ralph: Gefesselte Kinder – Geschichte und Psychologie des Wickelns, Wissenschaftlicher Verlag Bachmann Badenweiler 2011
18. Gerhardt, Sue: Die Kraft der Elternliebe, Walter Verlag Zürich – Düsseldorf 2006
19. Gschwend, Gaby: Mütter ohne Liebe, Hans Huber Verlag Bern 2009
20. Groiss, Franz et al.: Maria Lactans – Die Stillende in Kunst und Alltag, Wiener Dom Verlag Wien 2010
21. Grossmann, Karin; Grossmann, Klaus E.: Bindungen – das Gefüge psychischer Sicherheit, Klett-Cotta Stuttgart 2004
22. Guóth-Gumberger, Márta: Gewichtsverlauf und Stillen, Mabuse Verlag Frankfurt am Main 2011
23. Haarmann, Claudia: Mütter sind auch Menschen, Orlanda Verlag Berlin 2008
24. Henzinger, Ursula: Stillen – die Quelle mütterlicher Kraft, Walter Verlag Zürich–Düsseldorf 1999
25. Keller, Heidi: Kinderalltag. Kulturen der Kindheit und ihre Bedeutung für Bindung, Bildung und Erziehung Springer Verlag Berlin–Heidelberg 2011
26. Klaus, Marshall H.; Kennell, John H.: Mutter-Kind-Bindung, Kösel Verlag München 1983
27. Largo, Remo: Babyjahre, Piper Verlag München 2007
28. Lüpold, Sibylle: Ich will bei euch schlafen!, Urania Verlag Stuttgart 2009
29. Masaracchia, Regina: Wie, du stillst nicht?, Kösel Verlag München 2012
30. Mohrbacher, Nancy; Stock, Julie: Handbuch für die Stillberatung, La Leche League Verlag Deutschland 2002

31. Nissen, G.: Kulturgeschichte seelischer Störungen bei Kindern und Jugendlichen, Klett-Cotta Verlag Stuttgart 2005
32. Oehling, Lydia: Nähe zulassen, Dokumentarfilm 2006, www.naehe-zulassen.de
33. Posth, Rüdiger: Vom Urvertrauen zum Selbstvertrauen, Waxmann Verlag Münster 2007
34. Posth, Rüdiger: Gefühle regieren den Alltag, Waxmann Verlag Münster 2010
35. Pryor, Gale; Huggins, Kathleen: Stillen, Job und Family, La Leche League Schweiz 2008
36. Renggli, Franz: Angst und Geborgenheit, Rowohlt Verlag Hamburg 1985
37. Renggli, Franz: Selbstzerstörung aus Verlassenheit, Rasch und Röhring 1992
38. Renggli, Franz: Der Ursprung der Angst, Walter Verlag Zürich – Düsseldorf 2001
39. Renz-Polster, Herbert: Kinder verstehen, Kösel Verlag München 2010
40. Renz-Polster, Herbert: Menschenkinder, Kösel Verlag München 2011
41. Schäfer, Eberhard; Abou-Dakn, Michael; Wöckel, Achim: Vater werden ist nicht schwer?, Psychosozial Verlag Giessen 2008
42. Scheerbaum, Veronika; Perl, F. M.; Kretschmer, U.: Stillen – Frühkindliche Ernährung und reproduktive Gesundheit, Deutscher Ärzte Verlag Köln 2003
43. Schiefenhövel, Wulf: Das evolutionäre Modell, Vortrag im Rahmen der 7. Fachtagung für Primäre Prävention & Körpertherapie, Steyerberg 2009a
44. Schiefenhövel, Wulf: Mutter-Kind-Bindung in Melanesien, Vortrag im Rahmen der 7. Fachtagung für Primäre Prävention & Körpertherapie, Steyerberg 2009b
45. Sears, William: Das 24-Stunden-Baby, La Leche League International 1998
46. Sears, William: Schlafen und Wachen, La Leche League Verlag Deutschland 2005

47. Siebert, Wolfgang et al.: Stillen – einst und heute, Hans Marseille Verlag München 1997
48. Siegel, Daniel J.: Wie wir werden, die wir sind, Junfermann Verlag Paderborn 2010
49. Spork, Peter: Das Schlafbuch, Rowohlt Verlag Hamburg 2007
50. Stacherl, Sonja: Nähe und Geborgenheit, Walter Verlag Zürich – Düsseldorf 1997
51. Stern, Daniel; Bruschweiler-Stern, Nadia: Geburt einer Mutter, Piper Verlag München – Zürich 2002
52. Stuart-Macadam, Patricia; Dettwyler, Katherine: Breastfeeding and Biocultural Perspectives, de Gruyter New York 1995

Informative und wichtige Webseiten

Infos rund ums Stillen:

- www.stillberatung.ch
- www.stiftungstillen.ch
- www.stillen.ch
- www.stillkinder.de
- www.afs-stillen.de
- www.lalecheliga.de
- www.stillen.de
- www.stillenimkrankenhaus.de
- www.stillkinder-flaschenkinder.de
- www.bdl-stillen.de
- www.stillen-institut.com
- www.lalecheliga.at
- www.stillen.at
- www.uebersstillen.org
- www.bfr.bund.de (Bundesinstitut für Risikobewertung)
- www.babyfreundlich.org

Mutterschaft und Unterstützung:

- www.muetterpflege.de
- www.doula.ch
- www.doula-info.de
- www.doula.at
- www.emotionelle-erste-hilfe.org
- www.emotionelle-erste-hilfe.ch
- www.zeppbremen.de
- www.rund-ums-baby.de
- www.postnatale-depression.ch
- www.muetterblitz.de
- www.mamamap.ch (zum Finden von geeigneten Stillräumen unterwegs in der Schweiz)

Eltern-Kind-Bindung und kindliche Entwicklung:

- www.sicherebindung.at
- www.fuerkinder.org / www.fuer-uns.com
- www.safe-programm.de
  (Kurse »Sichere Ausbildung für Eltern«)
- www.kinder-verstehen.de
- www.rabeneltern.org
- www.kindernächte.ch